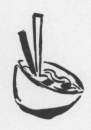

餐桌上的亲子时光

依然七月

✿

U0395820

中国轻工业出版社

图书在版编目（CIP）数据

餐桌上的亲子时光 / 依然七月著 . — 北京：中国轻工业
出版社，2021.8

ISBN 978-7-5184-3507-4

Ⅰ . ①餐…　Ⅱ . ①依…　Ⅲ . ① 饮食－卫生习惯－儿童
教育－家庭教育②儿童－保健－食谱　Ⅳ . ① R155.1
② G782 ③ TS972.162

中国版本图书馆 CIP 数据核字 (2021) 第 093256 号

责任编辑：巴丽华　　责任终审：李建华　　整体设计：赵宏扬
责任校对：朱燕春　　责任监印：张京华

出版发行：中国轻工业出版社（北京东长安街 6 号，邮编：100740）

印　　刷：北京博海升彩色印刷有限公司

经　　销：各地新华书店

版　　次：2021 年 8 月第 1 版第 1 次印刷

开　　本：710×1000　1/16　印张：11.5

字　　数：150 千字

书　　号：ISBN 978-7-5184-3507-4　定价：58.00 元

邮购电话：010-65241695

发行电话：010-85119835　传真：85113293

网　　址：http://www.chlip.com.cn

Email：club@chlip.com.cn

如发现图书残缺请与我社邮购联系调换

180814S1X101ZBW

序言

我们希望自己的小孩结实挺拔，既不做"小胖墩"也不做"豆芽菜"。然而，在吃饭这件事上，孩子的表现总是"不尽如人意"，挑食、偏食、暴饮暴食、不珍惜食物、依赖喂食……这些不良习惯会影响孩子成长，也困扰着很多家长。其实，饮食习惯的养成往往源于家庭，改变同样也须从家庭着手。

我有一对双胞胎儿子，他们俩从生下来就一直形影不离。哥俩吃同样的饭菜，上同一所幼儿园和小学，同样的作息时间和生活方式，不过他们对食物的喜好略有不同，弟弟爱吃主食，哥哥爱吃菜。虽然每天在同一个餐桌上吃饭，但吃什么、每种食物吃多少是由他们根据自己的喜好去选择。不同的喜好会带来不同的结果，比如兄弟俩的体重差越来越大。弟弟生下来的时候比哥哥重 150 克，6 岁时弟弟比哥哥重 3 千克，到了 9 岁时弟弟一下子就比哥哥重了近 10 千克。随着年龄的增长，他们也认识到了饮食和体重的关系，并开始自我调整。而我在同时喂养两个小孩的过程中，也更容易看出食物和孩子成长之间的密切关系。

人的身体状态往往与我们一口一口吃下去的食物密切相关。孩子是一张白纸，他的饮食习惯在小时候是可以被影响的。家庭餐桌有趣、有爱、有温度，孩子就能在不知不觉中爱上吃饭；餐桌上的食物美味丰富、营养均衡，孩子的营养摄入就能均衡；家庭成员饮食习惯良好且能够正确引导教育，孩子就能从小养成好习惯。父母通过一日三餐来传递正确的饮食观念和积极的生活态度，当孩子长大后，往往就能将这种积极健康的生活方式延续下去。

吃什么？怎么吃？关乎孩子的身体健康和身心成长。餐桌上的亲子时光既是当下美好的生活，又是绝佳的食育机会。餐桌上的食育不是简单的教育，而是父母传递给孩子的生活方式，以及让他们受益终身的"幸福力"。

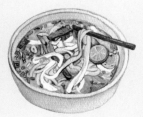

目录

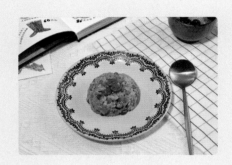

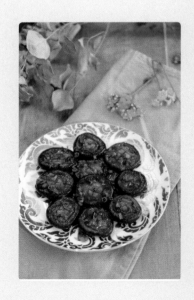

✤ 第三章：饮食进化史

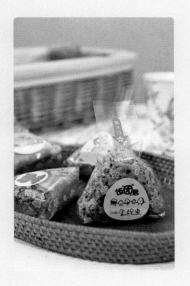

✤ 第四章：从餐桌游世界，探索有趣的饮食文化

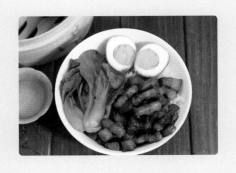

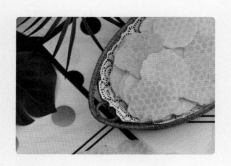
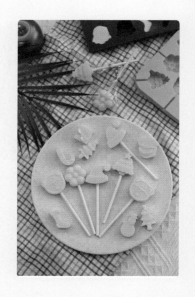

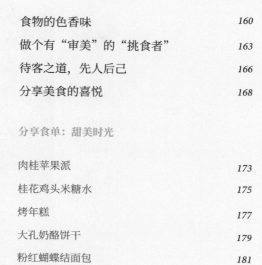

第七章：餐桌上的好心情

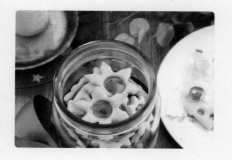

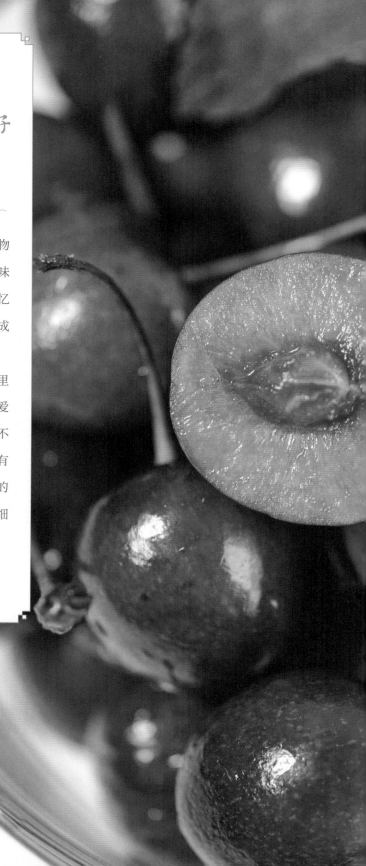

第一章：
体会食物的美好

❧

为什么我们最爱的食物总存在于记忆中？家乡的味道、妈妈做的食物总是回忆中最美好的味道。在长大成人之后，即便尝遍天下美食，那些脑海中的味道还是心里最美味的坚持。因为那是爱的链接，体会食物的美好不仅仅是好吃这么简单，还有爱的陪伴、爱的鼓励、爱的期望，在家庭餐桌上润物细无声地感染着我们。

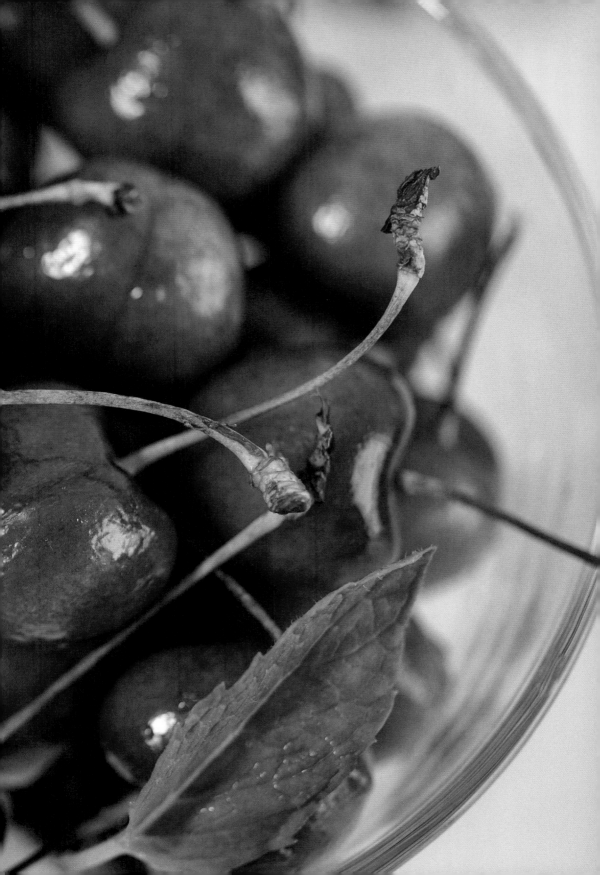

❋ 尊重食物，每一种食物都来之不易 ❋

孩子们幼儿园的院子里有一小片菜地，每天送他们上学都能路过那里。冬天那儿很不起眼，凹凸不平的土地、枯萎的枝条，和院子里色彩明亮的娱乐区域相比，那块土地显得十分碍眼。下雪的时候褐色的土地被白色覆盖，如果仔细看看有可能发现一抹绿色，那是不畏严寒的小草，或者是某种适应冬季的植物，我也不得而知。只因在白色的衬托下我才有机会注意到一直隐藏的生命力。我是个从小在城市长大的孩子，对于土地的感情并不深，但自从养育小孩之后开始对各种生命力的体察变得敏感，可能由于感染了孩子的好奇心，也可能当了母亲之后多了对生命的敬畏吧。

春天的土地因为冰雪融化变得泥泞，淘气的兄弟俩有时要踩着菜地边儿走，沾了一鞋底的泥巴。有一天他们看到有人踩在泥巴地里干活，他俩觉得这样脏兮兮的很好玩。见证了土地被重新翻松、播种、浇水、出苗儿，春天在我和孩子们眼中都变得生动了。孩子们对大自然敏感起来，能留意到树叶长出来了，有深深浅浅不同的绿色。有时候开车在路上他们会突然为路边的花朵惊呼："妈妈，这花儿开得太美了！"

夏天，幼儿园菜地成为最美的风景，高低错落的植物在阳光下闪闪发光，每天都能看到植物的变化。地里的玉米最让他们吃惊，因为看着玉米从脚下的小苗儿长过头顶，又长得比爸爸还高。玉米还没他们高的时候，有一天晚上来了一场暴风雨，第二天我们路过菜地发现有些玉米折弯了，那样子特别可怜。但没过几天玉米又变挺拔且长得更快了，我说雨水好像是滋润植物的牛奶，他们似懂非懂地点点头。

就这样，从冬到夏看着土地如何孕育出植物。我给孩子们讲植物的根系、光合作用、除草和施肥，他们看着工人踩着泥泞、顶着太阳、冒着雨水劳作，也看到他们收获的喜悦。当大葱被从地里拔出来时我们都心生欢喜，我说叔叔们今晚可以做一顿牛肉大葱馅儿的饺子了。

孩子们背诵《悯农》：锄禾日当午，汗滴禾下土，谁知盘中餐，粒粒皆辛苦。因为生活在城市远离农田，孩子们其实很难理解其中的意思，倒是这块小菜地无意中成了教学的课堂，把诗里的画面还原成真实的影像。寒来暑往，春播秋收的漫长过程和种植者的辛勤劳作，潜移默化地影响到孩子们，让他们对食物来之不易有了更立体的概念。

子晨、子曦（后文称"晨曦"）上幼儿园后，我常听他们说吃饭要"光盘行动"。这是一个号召节约粮食的公益活动，从幼儿园、小学开始影响孩子的饮食观念，养成珍惜粮食、杜绝浪费的习惯。在家我们也借题发挥，把口号落实到家庭餐桌上。晨曦被授权监督爸爸妈妈、爷爷奶奶的餐盘，看看谁光盘了，谁剩饭了。孩子们积极性很高，两人还比着看谁的饭碗能一粒米都不剩。

孩子小的时候有一个阶段喜欢拿着食物玩，他们惊喜地发现自己能操控双手把食物送进嘴里，这种感觉太奇妙了，用手抓着吃比大人喂有趣多了。用手抓一抓，撕一撕，塞进嘴里或扔在地上。有人说这是孩子认知世界的方式，应该保护和鼓励。但我的原则是可以用手感受食物，但大人要在旁边观察，适当地制止和纠正一些行为，告诉他们哪些是不可以的。比如把食物丢下餐桌、用食物涂涂抹抹，这种浪费和糟蹋食物的行为我会制止，还要反复告诉他们：食物不是玩具。

有一次，哥哥一定要把酸奶混进小米粥，我警告他那样不好喝，你要是倒进去就必须喝完。哥哥坚持要"做实验"，我没拦着他。他把酸奶倒进小米粥里，用勺子开心地搅拌，然后充满期待地喝了一口就皱起眉头。

好喝吗？

不好喝，我不想喝了，妈妈。

不可以，我们说好的，你倒进去就要负责把它喝完，不能浪费。

在我的坚持下，他几乎是哭着喝完了那碗酸奶小米粥，我把他抱过来安慰他，然后掏出手机搜索干旱土地的照片。手机上出现大块不规则、龟裂的土地，照片吸引了他，他问："妈妈，这是什么？"

"这是干旱的不能生产粮食的土地，地球很大，有许多地区还非常贫困，世界上还有许多挨饿的孩子。我们不能浪费食物。"

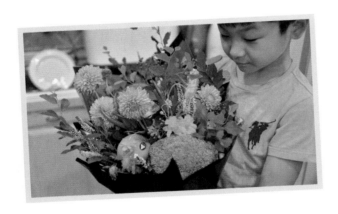

在坚持让他喝掉一碗难喝的酸奶小米粥之后，我要告诉他，食物是人类赖以生存的物资。地球广阔无垠，通过食物我们能看到这个世界的多样性。我也想教会他们用更宽广的视角看待生活。有一天，弟弟跟我聊天说："妈妈我以后要赚很多钱，然后用钱来帮助贫困的人们。"看，每一个孩子都是善良的天使。

居住在城市的孩子们生活优越幸福，不会缺衣少食，但物质丰富也带来许多问题。如果你问一个孩子，食物从哪儿来？他可能会回答：超市、快递叔叔。因为食物来得太容易，孩子没机会了解更深入的内容。家庭餐桌正是最好的课堂，在一餐一食中把食物的来历讲给孩子听，告诉他们滋养我们身体的食物都取自大自然，每种食物走上餐桌都是自然的馈赠和人们辛劳所得，我们理应珍惜。

✤ 记忆中的味道 ✤

接近端午节，陆续收到一些朋友送的粽子，小朋友的早餐也改成香甜的蜜粽、咸香的肉粽或是叉烧粽、鸡翅粽、蛋黄粽、水果粽。很羡慕现在的孩子能吃到这么多口味丰富的食物，想起自己小时候端午节只有妈妈包的红枣粽子。虽然那时吃的粽子味道单一，但过节的气氛却是浓郁的，现在回想起来仿佛还能闻到满屋粽叶的清香。

在东北，过端午节非常重要，是除春节之外仪式感最强的节日了。端午节在农历五月，我们一般叫"五月节"，此时天气不冷不热，舒服的仲夏夜可以在室外通宵露营。端午前一晚江边的夜市通宵达旦，卖艾蒿、五彩绳、茶叶蛋和粽子。家里住平房时，妈妈会在屋外的门上挂一把艾蒿，再用艾蒿泡水给我们洗脸。泡了艾叶的水清香怡人，有让头脑清醒的魔力。先用艾叶水清洗眼眶，据说可以令人神清目秀，再洗脸和简单地擦拭身体，以此祈福身体健康。

端午节的粽子都是姥姥和妈妈亲手包的，味道格外清香。市场上买不到鲜粽叶，只有干粽叶，干粽叶颜色暗淡、非常脆，要买回家提前处理。妈妈拿出凹瘪的大铝盆把粽叶用水浸泡起来，一张一张仔细清洗，时而把开裂或破碎的叶子挑出来。洗好的粽叶需要浸泡一个晚上，第二天变得柔韧许多。泡好的粽子叶冲洗一下放进大锅中，加水、加盐煮10分钟。加几勺盐能起到杀菌消毒和固色的作用，煮好的叶子用热水冲洗一遍泡在锅里，等糯米泡好就可以包了。

包粽子的糯米是圆糯米，它比长糯米的黏度略低，形状圆短，白色不透明，口感甜糯，适合做粽子。糯米提前浸泡2天，每天换几次水，我妈总是嘱咐爸爸要提醒自己给糯米换水。过节前几天，妈妈和姨妈都凑到姥姥家一起包粽子，桌上地上放着大盆小盆，她们一边聊天一边包。看看谁包的粽子最紧实，谁包得最快最好看。嘴上聊得欢，手上也不停着，两片粽叶搭在一起弯曲成一个锥形，往尖尖的底部放一颗红枣，可以防止米粒儿掉出来，再往里面放糯米埋住红枣。小时候红枣算是很贵的食材，一个粽子里面最多放2颗。填满糯米后，妈妈常用手撩两把水淋在糯米上，再上下颠一颠让水从粽子下面的孔流下去。妈妈说这样包得紧实，煮的时候不容易散，更好吃。

粽子用大锅煮2小时以上，满屋子热气腾腾香气扑鼻，我早已按捺不住想要剥开粽叶趁热咬一口软糯的粽子。直到如今，吃粽子还像是在咀嚼遥远而鲜活的记忆。

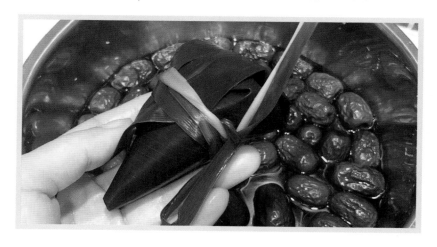

端午节除了吃粽子还要吃鸡蛋，吃鸡蛋是为了补益身体。小时候鸡蛋不是每天都能吃到的，而端午这一天鸡蛋可以管够。一大盆鸡蛋和粽子一起上桌，毫不夸张，真的是一盆。有时候是白水煮蛋，讲究一点的就提前一晚煮茶叶蛋，煮好的蛋泡在茶汤里浸入味道。妈妈说我爸年轻的时候曾经在端午节早上一顿吃了20个鸡蛋。

除了五月节，中秋节和春节也是小时候最难忘的记忆。春节时，东北的天气很冷，户外活动受到限制，各家各户庆祝年节的方式是做一桌平时吃不到的饭菜，一大家子聚在一起欢度春节。一桌坐不下，男人们坐一起吃饭喝酒，女人和孩子们另起一桌，这桌主要是吃东西。孩子这桌会多上些甜口的菜和点心，叔叔舅舅们还把自己桌上的菜端过来给孩子们吃。

东北甜口菜不多，锅包肉算是排第一位，酸酸甜甜、外酥里嫩的锅包肉是每个东北孩子都少不了的回忆。这道菜其实是中西融合菜，据说哈尔滨是锅包肉的起源地。清朝旗人郑兴文 1907 年从京师到哈尔滨滨江道衙门当官厨，给道台杜学瀛料理膳食。道台府里经常会宴请国外宾客，尤其是俄国客人。由于外国人喜欢吃甜酸口味，郑兴文就把原来咸鲜口味的"焦烧肉条"改成了酸甜口味的菜肴，于是诞生了锅包肉。

除了锅包肉，还有拔丝系列，地瓜是拔丝的主角，因为地瓜是家乡盛产的食材，价格便宜。也有升级版的拔丝香蕉、拔丝苹果，但都不如拔丝地瓜让人爱。白糖在锅里熬成糖浆，火候极为讲究。一大家子人推选出一个做拔丝菜最拿手的，确保这道甜菜能拉出长长的丝。拔丝菜一上桌孩子们就欢呼起来，迫不及待动筷子，看看谁拉出的丝最长。一同上桌的还有一碗凉水，妈妈们会提醒吃的人入口前先蘸水让糖降温，这样不会烫着嘴，还能让糖衣更酥脆。

我难忘的这些美食也成了晨曦兄弟俩爱吃的食物，尤其是粽子和锅包肉。在品尝了众多口味的粽子之后，他俩说还是姥姥包的红枣粽子最好吃。"可姥姥在东北没办法给我们包粽子，妈妈你来包啊，学着姥姥的样子包，就算做得不好看也没关系。"儿子说。我努力搜寻记忆中妈妈包粽子的方法，又打电话给妈妈询问细节，终于包出人生第一份手工红枣粽子。粽子不是四角形的，绳子绑得乱糟糟，不够紧实，好在也没煮散。兄弟俩高兴坏了，自己剥开粽子叶蘸着白糖吃起来，孩子们的愉悦是发自内心的。曾经埋藏在我童年记忆中的味道就这样伴随一代人的传承也根植在他们心中了。

★学食育知识
★看烹饪视频
★查儿童食谱
★玩转吃货圈
微信扫码

✣ 拒绝挑食，从"尝一点"开始 ✣

不同地方的饮食习惯是很难融合的，广东人爱喝汤，上海人偏爱甜，陕西人爱吃面，四川人爱麻辣，就更别提和外国人的饮食差别了。一个人爱吃什么，往往取决于从小的生长环境。我有个同寝室的大学同学，她在食堂打饭只吃土豆，一大群人聚餐她也是点一盘土豆独享。她是我遇到的最挑食的一位。但姑娘长得漂亮，又瘦又美，那时我甚至以为吃土豆是可以减肥的，只是自己做不到。后来她生了女儿，孩子也挑食，她因为孩子瘦，有许多不吃的东西而烦恼。小孩子的饮食单一容易引起营养不良，"豆芽菜"或是"小胖墩"都是营养不均衡的表现，但怎么才能吃得合适、营养均衡呢？这个问题也难住了我这个双胞胎妈妈。同样喂养两个小孩，他俩细微的饮食喜好天长日久下来也会带来显著的差别。

兄弟俩出生时体重差别不大，哥哥 3250 克，弟弟 3400 克。弟弟生下来的时候比哥哥重 150 克，同样喂大的两个孩子后来差异越来越大。上幼儿园的时候体重差 3 千克，上小学后差 5 千克。等小学二年级一个寒假，弟弟一下子就比哥哥重了近 10 千克，足足比哥哥大了一号，两人站在一起像俄罗斯套娃。这时衣服和鞋子也不能穿一个尺码了，完全是两个小孩。我琢磨两人平时吃饭的习惯还是能看出差异，哥哥对主食没那么爱，弟弟自称主食达人，所以每顿饭弟弟的主食都比哥哥多一倍。日积月累，即便是一个在餐桌上吃饭的兄弟俩差别也很大。所以喂养小孩的时候总要时时关注：我的孩子挑食吗？

我猜没有不挑食的孩子，尤其对于新食物，大多数孩子一开始可能是拒绝的。从小孩子能添加辅食开始，每增加一种食物妈妈都小心翼翼，怕孩子不爱吃、怕吃了拉肚子或者过敏。孩子大了有自己的喜好，你给他新食物常被拒绝。有时候他是不愿意尝试，有时候是故意跟父母作对。网上有个有趣的视频，妈妈让一岁多的女儿吃糯米糕，孩子对这个白色的食物没好感，坚决不吃。妈妈自己吃了一口，一边吃一边说好好吃啊！可是孩子并没有被打动，还是坚决不吃。妈妈有些生气，她掰开孩子的嘴巴，强行给孩子吃了一口。孩子不高兴地哭了起来，可是哭着哭着她突然觉得妈妈喂给自己的食物非常美味，转而停止哭泣开始自己吃起来。这个妈妈很幸运，因为她的孩子爱吃这个食物，粗暴的举动被成功掩盖了。万一孩子不爱吃呢？这种行为会增加孩子的抵触情绪，以后遇见新食物更加不愿意接纳。但也给了我们一些启示，一小口可以改变孩子挑食的态度。

一天早晨，我在吃玉米，晨曦哥俩在吃碱水面包，我拿半根玉米在兄弟俩面前晃一晃。"吃根玉米吧？"我说：他俩同时摇摇头，拒绝了我。我默不作声地自己吃起来，啃了一会儿玉米，我用手把一排玉米粒掰了下来，用手托着整齐的玉米粒在晨曦眼前晃一晃。"哎呀，玉米粒粘住了，是黏玉米啊？"我说："你们吃吗？这个玉米粒给你。"他俩都马上点头。我没再说什么，吃完我给的玉米粒，弟弟又拿起半根玉米自己吃起来。我发现想改变挑食，诱惑他们尝一点是特别好的办法，而"诱惑"的方式可以多种多样，强行给孩子喂食绝对不是好办法。

诱惑要从趣处着手，小朋友常常是靠眼睛来分辨食物的，你说再多也不如一盘可爱有趣、色彩亮丽的食物吸引力大。想想上面说的那段妈妈强迫孩子吃白米糕的视频，白色的糯米糕用白盘子装着，看着确实不好吃，难怪孩子不爱。如果妈妈把糯米糕装进很多小小的、颜色明亮、带着卡通图案的小纸托中，小朋友会不会情不自禁地拿起来尝试呢？所以儿童餐具和精心摆盘都是改正孩子挑食的好"手段"。尤其在推出一款新食物时，要精心设计一下，吸引孩子尝一点点，你就更接近成功了。不过，食物也得好吃才行，当妈的修炼厨艺也是必要的功课。

❖ 让我们一起"光盘"吧！❖

我小时候常听爸爸讲爷爷的餐桌规矩，"食不言寝不语，吃东西不能出声儿，尤其不可浪费一粒粮食"。我爸妈那一代人家里孩子多，物质匮乏，浪费食物是罪大恶极的事。公婆年轻的时候条件也不好，肚子都吃不饱更没有浪费的基础。

我和先生虽然都是独生子女，但 20 世纪 70 ～ 80 年代的日子过得也不富裕，父母的工资勉强够一家人生活，没条件养成骄纵浪费的习惯。如今的孩子可是蜜罐儿里泡大的，被全家人宠着，吃的玩的没有满足不了的。他们很难有"一粥一饭，当思来之不易"的感受吧。有一次我去吃火锅，旁边坐着一家三口，孩子两三岁的样子，他正用小手撕扯面前的一筐蔬菜拼盘，撕碎的青菜被扔到地下，餐椅周围都是被毁掉的食物。孩子的爸爸妈妈边吃边聊天，并没有制止孩子的做法。带孩子出门吃饭的父母都知道，想让小孩安静下来让大人好好吃饭有多难，一盘蔬菜换来片刻宁静看似值得。但食物不是玩具，更不能浪费，这在我家的餐桌上是绝对不能违反的规则。

在晨曦的成长过程中一直对食物充满兴趣，即便懂得了要珍惜食物的道理也未必每次都能做到。小学一年级时，子晨把面包揉搓成面包渣，满桌满地都是，爸爸生气地把他赶下餐桌。那天他在日记里写着："我觉得今天早餐祸害食物很不好。"其实孩子对食物感兴趣不是坏事，但需要父母有意引导和时常提醒，帮助他们正确看待人类和食物的关系。如果花点心思还能利用食物培养孩子的好习惯呢。

孩子们1岁左右时，我建议让他们尽早自己吃饭，爷爷奶奶开始不同意，因为每次吃饭都搞得一片狼藉，打翻餐具的情况频频发生，俩孩子吃得满脸满身满地都是。一岁的孩子正在学习手脑配合，把食物准确送入口中对他们来说确实不容易。如果不嫌麻烦放手让他们去锻炼，孩子从中还能获得成就感，爱上吃饭。喂饭这事要尽早停止，把自主吃饭的权利交还给孩子，否则他大一点了就习惯被喂食，常常看到大人追着孩子后面喂饭的场景，孩子也因此对吃饭产生被动情绪。

我从孩子会说话能简单交流开始，就常常给他们讲食物的故事，主动让他们触摸感受新鲜的蔬菜水果，区分蔬果的颜色、形状和气味。为他们讲解食物的生长过程，教他们学会珍惜食物。

孩子上幼儿园之后已经懂得不要浪费食物的道理，幼儿园也开展了让孩子们珍惜食物的教育。晨曦刚上幼儿园不久就学会了一个词叫"光盘行动"。这个活动是一位公益人士发起的，呼吁大家在一日三餐中珍惜粮食、养成不浪费食物的习惯。兄弟俩吃饭的时候要求奶奶少盛一点，吃到后面还剩几粒米，筷子勺子也不好使，直接用手把米粒扒拉到嘴里，嘴角上粘着米自豪地举起碗说："妈妈我光盘行动了。"有一天弟弟说："妈妈爸爸你们要吃光所有的食物，因为我不想让爷爷奶奶吃剩饭。"然后嘱咐爷爷奶奶，要吃新鲜的饭才健康。

我也参加过一个名为"剩食变美食，有机爱地球"的活动，这是联合国粮农组织（FAO）与国内有机食品企业共同发起的一个活动，呼吁大家从身边做起珍惜食物、保护地球。活动号召每个人利用身边还能吃、但不好看的食物做美食，我用剩饭和边角料做了两道菜——虾仁寿司卷和牛油果拌豆腐。第一道虾仁寿司卷的米饭是前一天剩的，家里通常会用来炒饭。我把剩米饭用微波炉稍微加热一下，拌上米醋、香油、芝麻、盐，卷上虾仁和蔬菜变成精致的寿司饭卷。晨曦兄弟俩喜欢吃寿司卷，后来这道剩饭美食成为我消灭剩米饭的好方法，在早餐餐桌中上镜率很高。

第二道牛油果拌豆腐，涮火锅剩了半块儿豆腐单独做菜量有点少，我切了半个牛油果和豆腐搭配成一道沙拉。牛油果和豆腐都适合清淡口味，突出食物原本的味道，因此摆好盘直接淋上淡盐酱油就可以了。这两道剩菜美食发到社交媒体上很受欢迎，我用自己的生活影响和号召大家都来珍惜食物，这是充满正能量的行为。我一直觉得对待食物应该心怀感恩，在富足面前更要珍惜靠自己努力得来的好日子。

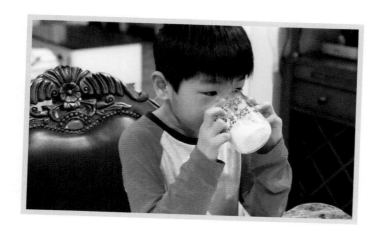

我们的孩子生活在一个幸福的国度，被一家人宠爱的他们从小衣食无忧，蜜罐里长大的孩子需要了解世界真实的复杂性。地球上的人因为种种原因生活条件千差万别，世界的角落里每时每刻都有人在忍受饥饿的折磨，也有人因为物质丰富浪费食物。从家庭餐桌跳出来，用更高的视角看待食物与人、食物与地球的关系；再回到家庭餐桌上，学会珍惜食物、懂得保护环境，这无疑是件特别有意义的事情。

★学食育知识
★看烹饪视频
★查儿童食谱
★玩转吃货圈

微信扫码

分享食单：饭菜交响曲

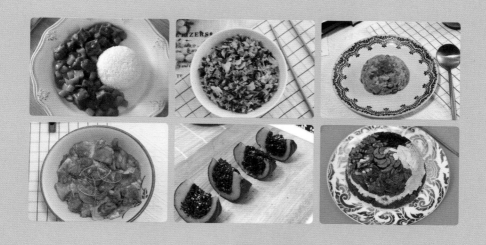

咖喱牛腩饭　　　　野米什锦炒饭　　　　番茄燕麦饭

鸡肉亲子盖饭　　　　黑米南瓜饭　　　　　糯米八宝饭

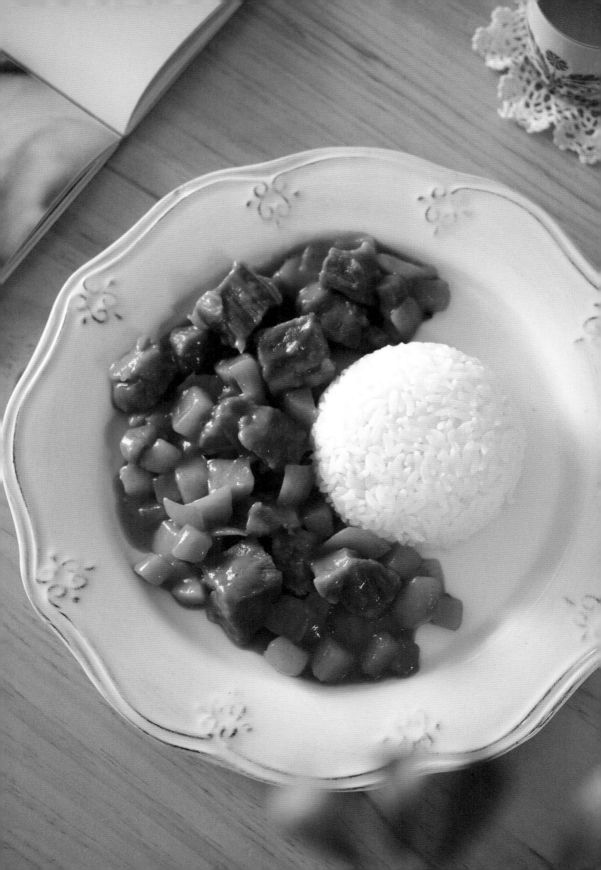

咖喱牛腩饭

食材

牛腩块 500 克　料酒 15 克
黄油 20 克　　花椒 5 粒
料酒 2 勺　　　咖喱 1 块
葱 1 根　　　　洋葱 1 个
姜 4 片　　　　胡萝卜 1 根
八角 1 个　　　土豆 1 个

食育 TIPS

咖喱是由多种香料复合制成的，搭配的香料不同，咖喱的味道也不一样。它比单一香料更有诱惑力，使用起来也很方便。咖喱的味道很友好，孩子食欲不好的时候还能刺激食欲。给小朋友吃时要避免使用辣味咖喱哦！

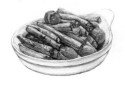

做法

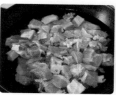

❶ 牛腩切小块，冷水下锅，加料酒煮开

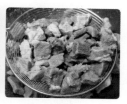

❷ 将血沫子煮出来后关火，捞出牛腩用冷水冲洗干净

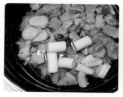

❸ 牛腩和葱段、姜片、八角、花椒一起放入高压锅中，加入开水没过牛肉。用压力锅把肉煮熟

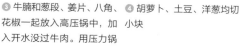

❹ 胡萝卜、土豆、洋葱均切小块

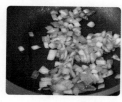

❺ 锅烧热放黄油融化，加入洋葱炒到变软变透明，放入胡萝卜和土豆继续翻炒片刻

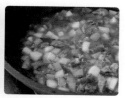

❻ 放入炖好的牛腩再翻炒均匀，加牛肉汤盖盖子煮 10 分钟

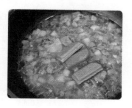

❼ 加入咖喱块，一边煮一边搅拌，煮到浓稠即可

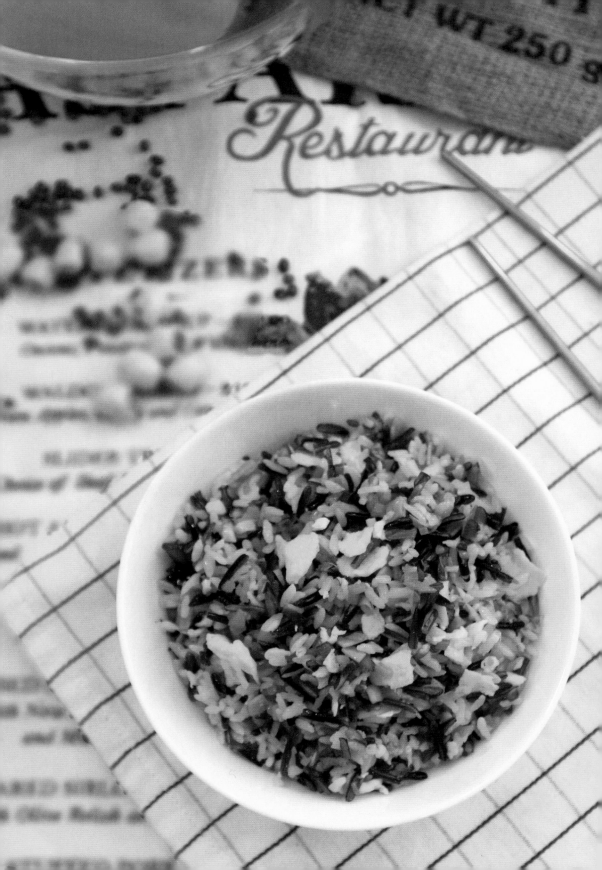

野米什锦炒饭 ✳

野米 50 克 　油 20 克

剩米饭 1 碗 　黄瓜 30 克

鸡蛋 1 个 　火腿片 1 片

胡萝卜 30 克 　盐适量

蘑菇 30 克 　油适量

　　　　　　葱花适量

食育 TIPS

野米是一种长在水边沼泽地的植物的种子，细长黝黑，看着和吃起来都有点像米。野米含有多种微量元素、蛋白质，膳食纤维比大米高，是营养素密度较高的食物，它的价格也比稻米贵。野米也叫菰米，因为口感略硬，我们常把它和大米一起吃。

做法

❶ 野米提前浸泡 8 小时

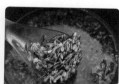
❷ 泡好的野米捞出，用水煮到米粒开花

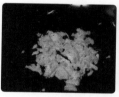
❸ 鸡蛋炒成鸡蛋碎备用

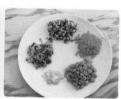
❹ 配菜全部切成小丁

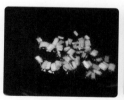
❺ 锅中放油，放葱花炒香

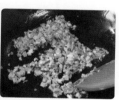
❻ 放入蔬菜丁炒熟

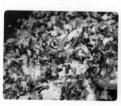
❼ 加入野米和剩米饭，翻炒均匀

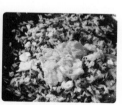
❽ 最后放入鸡蛋和火腿丁，加盐调味即可

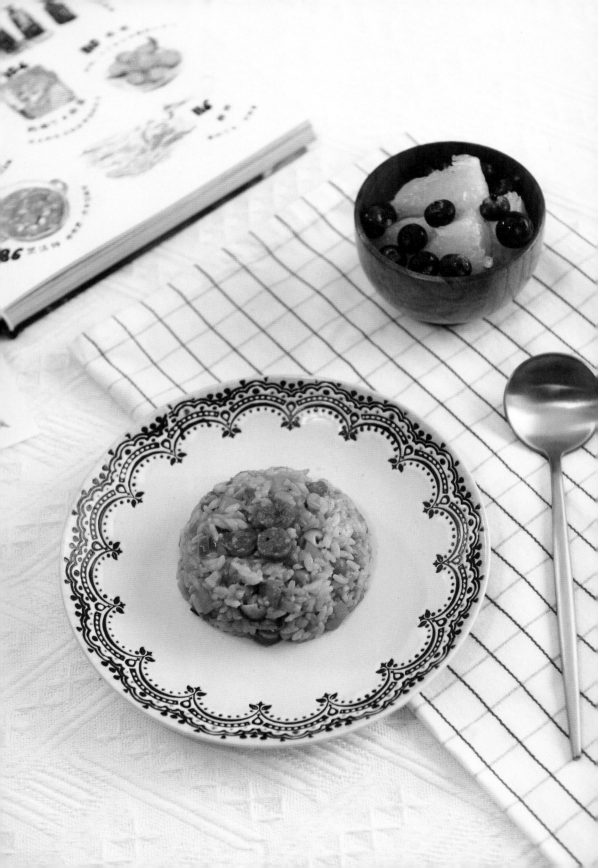

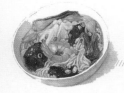

番茄燕麦饭

食材

大米 150 克	玉米粒 80 克
燕麦米 65 克	腊肠 60 克
番茄 1 个	生抽 10 克
香菇 3 朵	蚝油 10 克
洋葱 60 克	白糖 10 克
青豆 80 克	橄榄油 20 克
胡萝卜 80 克	黑胡椒适量
	盐适量

做法

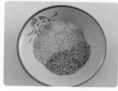
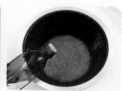

❶ 大米和燕麦米混合、清洗，这些够 3 ~ 4 人食用

❷ 放入电饭煲中加入适量水，加入一些橄榄油，先浸泡 30 分钟

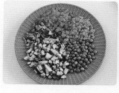
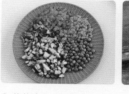

❸ 蔬菜洗净，洋葱、香菇、胡萝卜切成丁

❹ 腊肠切成小片备用

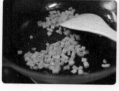

❺ 胡萝卜、香菇、洋葱用油先炒一下

❻ 番茄用刀划十字，放入锅中，启动电饭煲煮饭程序先煮 10 分钟让水收干

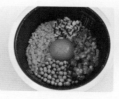

❼ 米饭中的水收得差不多了，再放入其他食材继续煮

❽ 用生抽、蚝油、白糖、盐调一个汁

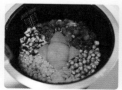

❾ 番茄皮撕掉，把调好的汁淋入煮好的米饭中

❿ 拌匀之后就可以享受美味了

食育 TIPS

作为妈妈常常希望有分身之术，一边陪孩子还能一边做饭。这种一锅出的饭菜太方便了，电饭锅烹煮还能预约定时。想要营养好吃，可将蔬菜提前翻炒，尤其是胡萝卜里的脂溶性维生素和油脂在一起能更好地被身体吸收。蒸熟的饭菜软软的特别适合孩子。

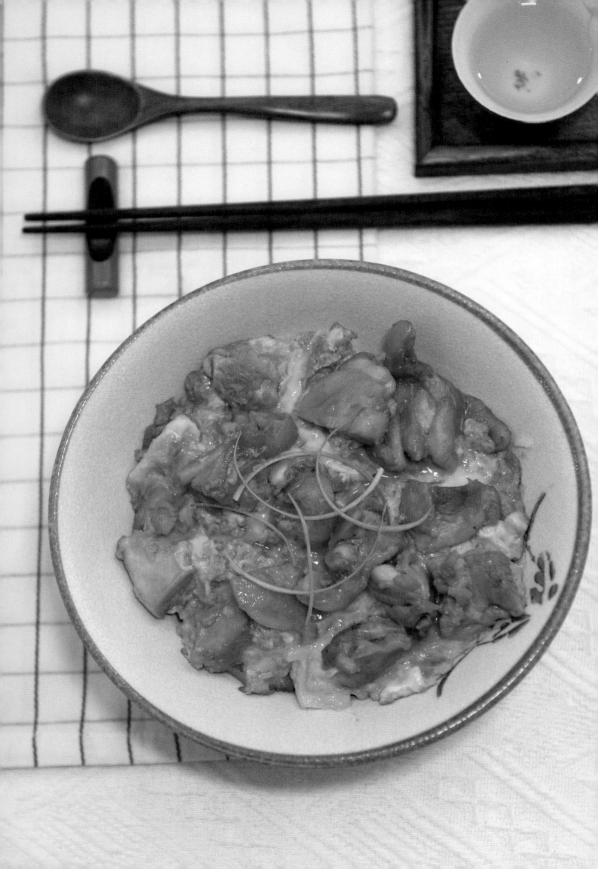

鸡肉亲子盖饭

食材

鲜鸡蛋2个	木鱼花5克
去骨鸡腿肉100克	色拉油10克
米饭200克	盐适量
滑蛋调味汁（寿喜烧酱油）20克	葱适量
料酒10克	黑胡椒适量

做法

① 葱绿切丝，葱白切片备用

② 纯净水烧开放入木鱼花浸泡10分钟，关火捞出木鱼花，汤备用

③ 鸡腿肉去骨断筋，加入料酒、盐、黑胡椒腌制20分钟

④ 锅烧热倒油，鸡皮面朝下放入，小火煎至鸡皮金黄

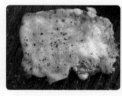

⑤ 翻面再煎30秒

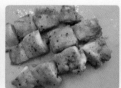

⑥ 取出切小块备用

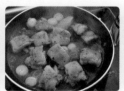

⑦ 锅中放入滑蛋调味汁、木鱼花高汤、葱白，把汤烧开放入鸡肉用小火慢慢煎熟

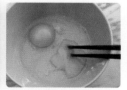

⑧ 碗中打入两颗可生食的无菌蛋，用筷子打散

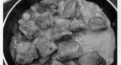

⑨ 锅中倒入1半蛋液，加热2分钟后再倒入剩下蛋液，再加热2分钟即可

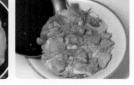

⑩ 米饭放入大碗中，将滑蛋锅中的鸡肉倒在米饭上，点缀葱丝即可

食育 TIPS

孩子不爱吃某种食物可能是对这种食物有过不愉快的记忆，比如吃到有膻味的羊肉，吃到不新鲜的鱼虾或者是吃食物的时候被训斥而心情不好。父母要创造机会让孩子与更多好食材相遇。比如晨曦爱吃半熟的嫩滑鸡蛋。我用无菌蛋给他们煎太阳蛋、做滑蛋饭，哥俩吃得美滋滋的。

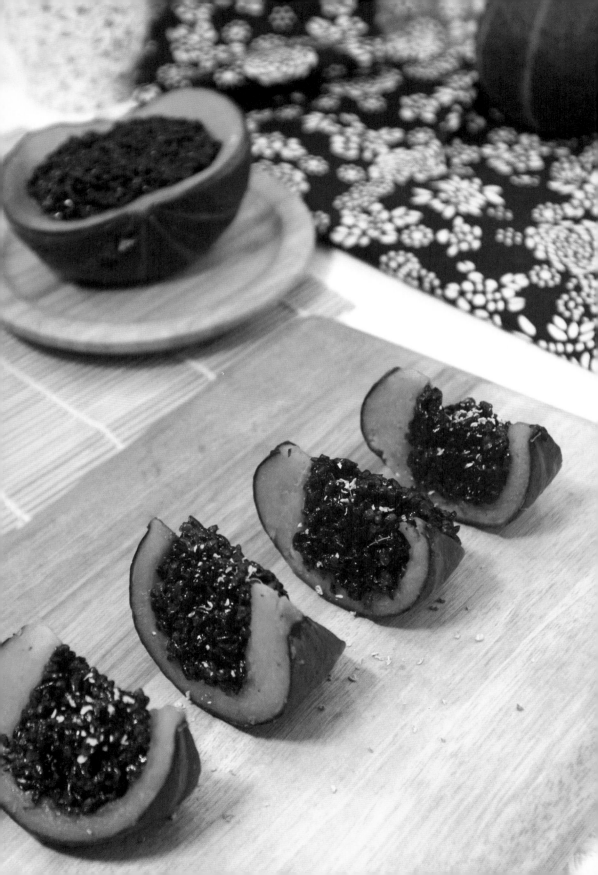

✱ 黑米南瓜饭

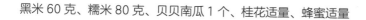

 食材

黑米 60 克、糯米 80 克、贝贝南瓜 1 个、桂花适量、蜂蜜适量

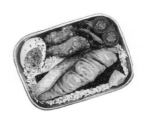

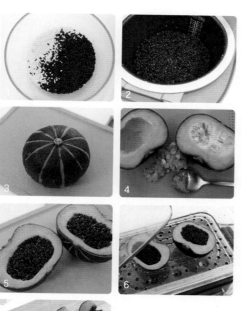

 做法

1. 黑米和糯米提前浸泡 4 小时

2. 用电饭煲把黑米和糯米煮成米饭

3. 选个好看的贝贝南瓜洗净干净

4. 把南瓜切两半，去子备用

5. 把黑米饭填入南瓜中，压紧

6. 南瓜放入蒸锅中，中火蒸 20 分钟

7. 蒸好后切成小块，撒上桂花，淋些蜂蜜

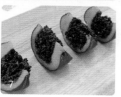

食育
TIPS

贝贝南瓜是一种香甜软糯的小南瓜，味道有点像红薯，又像板栗，老人、孩子都喜欢吃。因为口感好、营养丰富，常被用来做幼儿辅食。用它当盅蒸米饭很妙，端上桌就能引起孩子的兴趣。

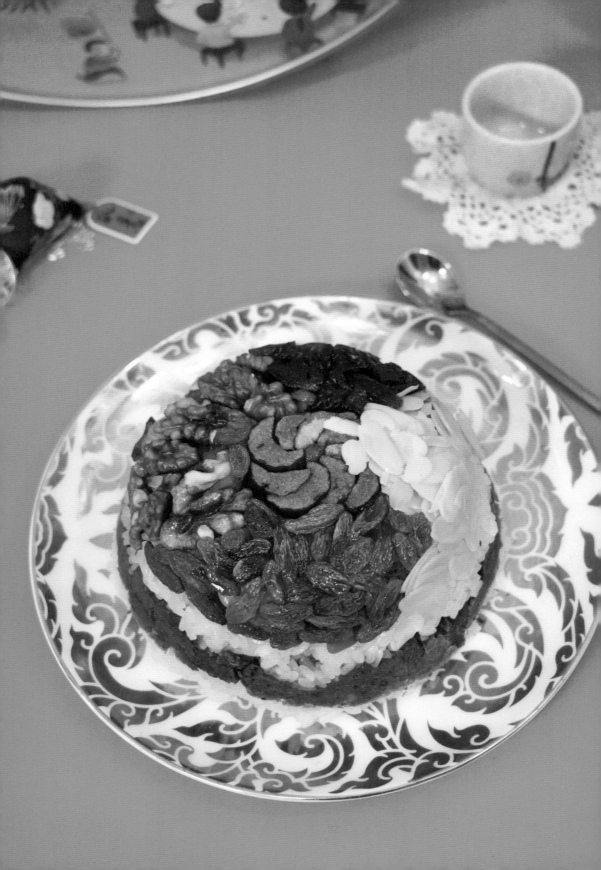

✳ 糯米八宝饭

食材

糯米 250 克	枣 2 个
红豆 100 克	枸杞子适量
白糖 40 克	猪油适量
杏干 30 克	
葡萄干 30 克	
核桃 30 克	
杏仁片 15 克	

做法

① 糯米和红豆分别洗净，冷水浸泡 8 个小时以上

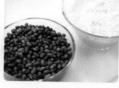

② 红豆捞出加 1.5 倍的水，40 克白糖，煮成豆沙馅

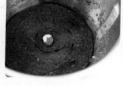

③ 糯米放在蒸锅中蒸 25 分钟

④ 两个红枣去掉核，切 4 瓣，包在一起做成花朵

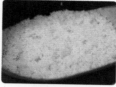

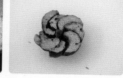

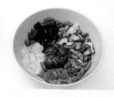

⑤ 取一个大碗抹上猪油，把红枣和其他配料摆在碗中

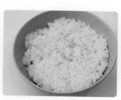

⑥ 把糯米饭轻轻放入碗中，不要让底部的食物挪动位置

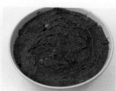

⑦ 盖上一层红豆馅

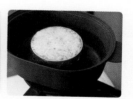

⑧ 再放些糯米饭盖住红豆馅儿。碗上覆盖保鲜膜，放蒸锅蒸 25 分钟

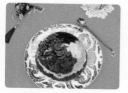

⑨ 取下保鲜膜，把糯米饭倒扣在盘中，吃的时候可以淋一些蜂蜜

食育 TIPS

糯米八宝饭香甜软糯非常好吃，小朋友为了甜滋滋的味道会多吃几口。但糯米饭不宜多吃，因为它难消化，容易引起腹胀，尤其胃肠功能较弱的孩子更不要多吃。我和晨曦说，不爱吃的东西要多尝试，爱吃的东西也要懂得控制。

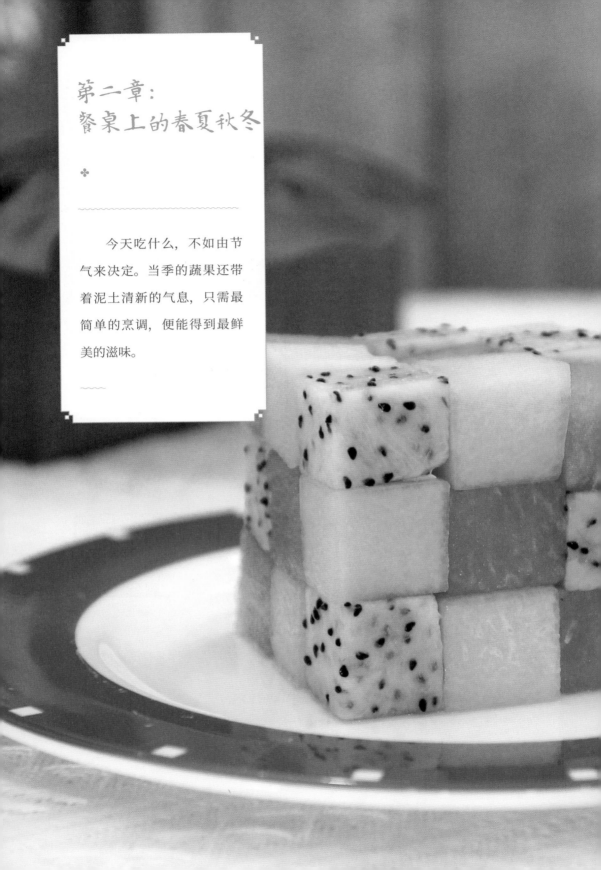

第二章：
餐桌上的春夏秋冬

❖

今天吃什么，不如由节气来决定。当季的蔬果还带着泥土清新的气息，只需最简单的烹调，便能得到最鲜美的滋味。

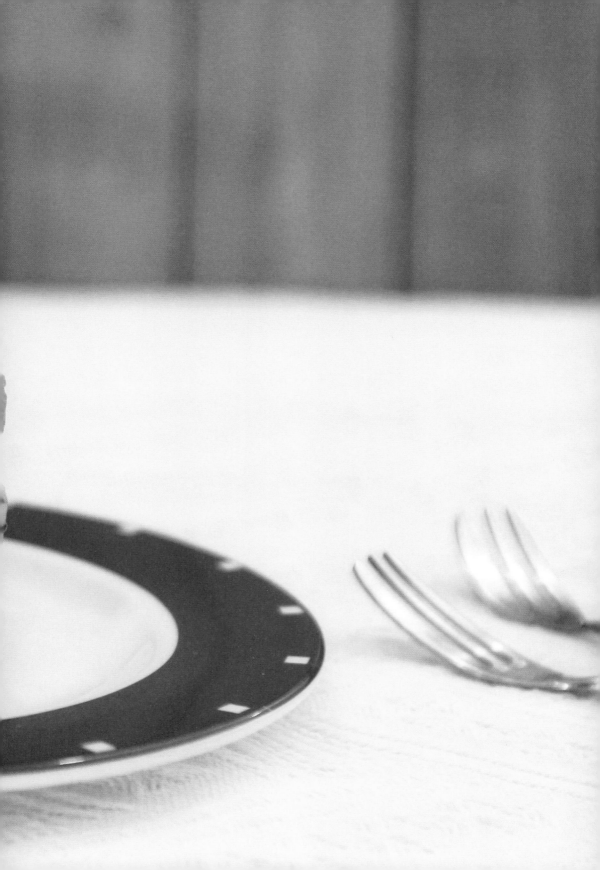

✢ 春季：节气的秘密就是食鲜的秘诀 ✢

晨曦兄弟俩的生日和我相差 5 天，我们都是温暖的巨蟹座。每年，我都本着很重视但又不铺张的方式给他们过生日。生日前一晚，我悄悄躲进厨房做蛋糕——小汽车蛋糕、彩虹蛋糕、美国队长蛋糕，品相不算精致但足够用心，是温暖的"妈妈牌"。蛋糕做好已经凌晨 2 点了，我开始用蛋糕同主题的元素布置餐厅，一想到第二天一早他们惊喜的欢呼，当时的疲惫和困意旋即一扫而光。

生日当天，奶奶按照山西人过生日的习俗做一碗拉面，一根根面条用手慢慢拉长，一边拉一边上下抖动，均匀有弹性。浇拉面的卤很讲究，一般是爷爷做，里面好多食材——炸豆腐、木耳、黄花菜、腐竹、肉片、香菇……勾芡让汤变得浓稠光亮。几根拉面就是一碗，面少卤多吃着过瘾。

远在东北的姥姥早早惦记怎么给外孙过生日，提前一个月就跟我商量孩子过生日给他们买点啥？兄弟俩农历生日那天，姥姥打电话说给外孙买生日礼物的钱已经转给我了，怕买不好，思前想后还是让我替她做主。我猜她最近都没睡好，估计天天翻淘宝琢磨买礼物的事儿。通常我们用姥姥给的钱买书，农历生日去书店随意挑选，每人 1 本。兄弟俩也接受了这个方式，不买玩具也不介意。对于农历生日他们很好奇，追问爸爸什么叫农历。

爸爸是理性的技术派，给他们讲了许多名词和原理，幼儿园还没毕业的孩子有点似懂非懂，就连我听着也是一头雾水。我想起二十四节气歌，还有每个节气适合吃的食物，从这个角度帮他们理解农历会容易些吧。

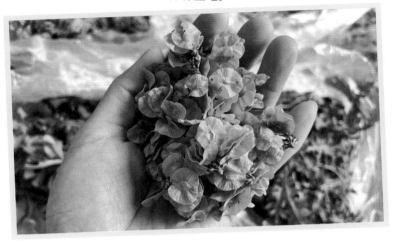

一月小寒接大寒，二月立春雨水连。

惊蛰春分在三月，清明谷雨四月天。

五月立夏和小满，六月芒种夏至连。

七月大暑和小暑，立秋处暑八月间。

九月白露接秋分，寒露霜降十月全。

立冬小雪十一月，大雪冬至迎新年。

抓紧季节忙生产，种收及时保丰年。

春夏秋冬二十四节气，每两周都可以围绕节气变换家庭餐桌的食物，还能围绕食物讲故事，家里的餐桌也可以因为节气变得鲜活有趣。

春分一过，谷雨之前，奶奶在菜场买回最鲜嫩的香椿，叶片为紫色、梗较为粗短的香椿算上品。我用水焯过切成小段，撒一点盐拌着吃，或者用切碎的香椿煎蛋。满屋都飘散着"春天的味道"。香椿的味道让一些人避之不及，就像鱼腥草、榴莲、臭豆腐等，总有一些人爱之深，也有人远之。但孩子的喜好通常很容易被家人影响，家里餐桌上反复出现的食物和味道被记录在他们如白纸般的记忆中。

夏天的瓜果蔬菜特别丰富，孩子们陪着我一起吃沙拉，沙拉里面搭配时令水果，桃子、芒果、香瓜都是夏季沙拉的美味食材。8月新鲜的无花果上市，我小时候只吃过萝卜丝冒充的无花果丝，见到真的无花果跟小时候的记忆怎么也联系不上。用刀横切纵切，内里的红色果肉都会展现独特而美丽的样子。鲜无花果果皮有点毛毛的，孩子们不爱吃，但这难不倒我。我先选出成熟变软的无花果冷冻保存，直接吃冻果或者搭配其他甜品。把果肉还微微硬的拣出来做果酱，500克无花果加120克冰糖不断搅拌熬煮30分钟以上。无花果有个小名叫"树上的糖包子"，用它做果酱不用加太多糖。果酱放凉冷藏保存，兄弟俩特别喜欢用它涂抹面包，一边吃一边称赞。

有一天晚餐后，我从冰箱取出一个冷冻的无花果，拿在手里啃得香，他俩跑过来好奇地问："妈妈，这是什么冰激凌？"我答是天然的水果冰棍啊，是一颗冷冻的无花果。他俩特别好奇也一人要了一颗。哇！原来冻无花果这么好吃，毛毛的皮也吃不出来了。弟弟用小碗端了2颗冻无花果，跑到爷爷面前炫耀，这可是天然的水果冰棍，特别健康。

每一种食材都有属于它自己的时节。春天的香椿、秋日的莲藕、九十月的螃蟹、冬天的栗子。虽然科技让蔬果可以反季节种植，但我品尝过夏天和冬天的西瓜，用同样方法烹饪过盛夏和严冬的毛豆，同物不同味，想吃得鲜美就要尊重节气的规律。喜欢自然、健康、遵循时令的饮食方式，每个节气都有最应季的蔬果，所谓"不时不食"就是说吃东西要应时令、按季节。家里餐桌上吃什么由节气来决定，去菜场看看，当季的蔬果带着泥土清新的气息，只需最简单的烹调，便能尝到鲜美的滋味。随着大自然的节奏，顺时而食，不仅天天吃到的都是第一口鲜，而且关注四季的变换可以让内心更贴近自然。很喜欢一句话"大地安好，是所有生命的福报"，希望这种福报能延绵流淌，绵绵不断。

❖ 夏季：适可而止的冰冰凉 ❖

我在东北长大，最爱吃的竟然是冰棍。每当有人问我哈尔滨有什么特色，我马上想到的是，数九寒天站在中央大街上吃马迭尔冰棍。戴着帽子围脖，一边吃一边跳脚，因为停下来就会冻脚，嘴里急促的呼吸变成白雾，脸蛋儿冻得红扑扑的。一边哆嗦一边说："马迭尔冰棍真好吃！"

冬天的哈尔滨冰棍卖得比夏天好，小超市门前摆着数十个纸盒子，里面全是各种冰棍。室外零下十几二十摄氏度，是天然的大冰箱。所以冬天买冰棍便宜，买的多算批发价，买十送一，多买多送。有孩子的家里会一次多买点，放在阳台上存着，根本不需要冰箱。冬天，在热乎乎的暖气房里赏雪景吃冰棍，是东北小孩最难忘的乐事。

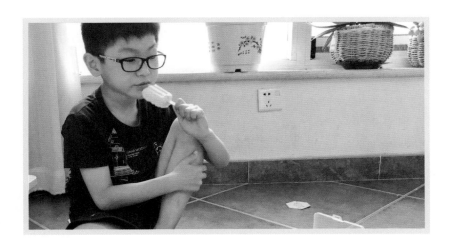

东北还有几样好吃的只在冬天有，那就是冻梨、冻柿子。以前食物匮乏，没有保鲜技术，没有运输储藏的条件，冻梨、冻柿子是普通人家冬季能吃的为数不多的水果。冻梨用的是普通的小白梨，冷冻之后变成乌黑色，想吃的时候提前用水泡着，冻梨周围慢慢出现一层厚冰，几个冻梨会冻在一起成为一坨。用力捏碎包裹它的冻冰，梨已变软，咬一口冰凉浓缩的酸甜汁水，沁人心脾，特别美味。大年三十看春晚之前，泡上一盆冻梨、冻柿子是必不可少的环节。如果从营养学角度分析，冷冻水果基本不会影响它的营养价值。水果在常温下存放容易脱水，维生素很容易流失。低温速冻能抑菌抗菌，抑制一些酶的分解，减缓食物变质的速度。所以我们从小吃冻梨、白菜、豆腐的小孩，身体也是棒棒的。

而多年之后有一种说法是孩子不能吃凉的食物，姥姥奶奶们当年养自己孩子的时候不这样，怎么到了孙子辈就视"凉"如虎呢？也有一些妈妈特别怕凉，亲戚家的小孩从小吃水果要用开水烫，孩子肠胃本来没什么问题，这样喂久了肠胃就特别敏感，后来就真的不能再吃凉的食物了。

晨曦从小肠胃好得很，吃凉从来不是我们家的困扰，他俩也和我一样喜欢吃冰。晨曦吃冷饮我不拒绝，但有 3 个原则——饭前不吃、不能经常吃、不吃不好的。饭前吃任何零食都会影响正餐，尤其是甜的凉的。吃完甜的凉的会让孩子对饭菜少了食欲，不好好吃饭了。有人说饭后不能吃冷饮，会加重肠胃负担影响消化，我却不这么认为。饭后吃一点冰凉甜美的冷饮做甜点未尝不可，只是不要吃得很饱了再吃冷饮，适当减少正餐的用量，给甜点留下份额。我和晨曦说，你们一会儿想吃冰淇淋就少吃一口饭吧。

冰淇淋不能天天吃，更不能一天吃两次以上。这和凉没关系，吃零食冷饮都要有节制，为了愉悦和口欲而非营养摄入的吃，必须控制频次。选择冰淇淋很重要，我的原则是要少吃、吃好的，如果是甜味剂色素淀粉做的低品质冰淇淋就不要吃了，吃进肚子都是糖分和添加剂，一点好处没有。好的冰淇淋成本都不低，因为需要大量的牛奶、奶油来制作，营养也相对丰富。所以我会买贵一点的，吃的少而精也是对肚子负责啊。

自制的冰淇淋最经济健康，无添加、低糖分，尤其是水果做的纯水果沙冰、自制酸奶冰淇淋，低热量高营养，这样多吃几口也没负担。晨曦从 2 岁以后才给吃冰淇淋，小孩子的味蕾和胃肠确实要保护，不限制但有节制，适可而止的冰冰凉最好。他俩吃的第一款冷饮是自制的香蕉冰棍，仅仅用香蕉和淡奶油制作，完全不加糖。香蕉软而香甜，和淡奶油打成均匀的糊糊，倒入冰棍模具就可以了。小孩吃要少量，买小一号的模具，这样也不占肚子。这款冰棍做法简单，奶奶学会了经常给孙子做，是我家夏天冰箱常备的品种。

夏天带孩子出去玩儿难免想买冷饮吃，我会选价格贵点的品牌，食材和品质相对会好。为了避免他俩吃多，买一个冷饮大家分享，我和他们抢着吃，他俩不开心，哭鼻子，我说不是所有东西都能独享，和家人在一起分享也是一种乐趣。其实是为了防止他们吃多，也刻意锻炼他俩的分享意识。

晨曦长大一点后，吃冷饮的机会更多了，他们品尝到各种味道的"冰冰凉"之后，对冷饮的要求也高了，不再满足于家里的香蕉冰棍。我的制冰技艺也逐渐提高，每个夏季都要解锁很多款新的冰品。如果从颜色上来说，我最喜欢的冰淇淋有：绿色的牛油果绿茶冰淇淋、粉红色的火龙果冰淇淋、咖啡色的巧克力冰淇淋、黄色的芒果冰淇淋，外加夏天必备的红色西瓜冰沙。我添置了一个冰淇淋机，它可以帮我尽快做出松软好吃的冰淇淋，这几百块钱花得值得，一个夏天少在外面吃冷饮能省不少钱呢。

★学食育知识
★看烹饪视频
★查儿童食谱
★玩转吃货圈

微信扫码

✿ 秋季：古人的饮食智慧 ✿

有一次看书时，我发现古人十分讲究根据节气调整饮食。书中写古人有立秋吃清凉糕的习俗，那是浙江金华地区的风俗。清凉糕用番薯粉或地瓜粉加水调成糊，煮熟后等它凝固成糕，吃的时候放糖和薄荷。立秋节气到了，但秋天还远远未到，气温居高不下，天气很干燥。这时吃点冰凉清爽的东西最舒服，有句谚语"朝朝盐水，晚晚蜜汤"，是立秋后的饮食习俗。白天喝点淡盐水，晚上喝杯蜂蜜水，补水又润燥，最适合此季。

盐水我喝不惯，晨曦也不喝，但他俩养成早起喝白开水的习惯，温热的水让喉咙不那么紧绷。哥哥子晨有鼻子过敏的毛病，早上起来鼻塞难受，喝口温水能缓解不适，尤其是秋天过敏严重，不停地打喷嚏，眼睛又红又痒。我带他去查过敏源，原来是对尘螨过敏，这基本没办法避免。药店买了一瓶喷鼻子的盐水，每天用它清洗两次鼻腔，把附着在鼻黏膜上的细菌灰尘清洗一下，确实可以缓解症状。如果是大人可以自制盐水，嘴里含一口盐水用鼻子喷出来也能起到清洗的作用，不过貌似不太好操作。

我不是家庭医生，但我是家庭营养师，对付孩子们的小状况可以在一日三餐中想点办法。秋天凉了，老人们说孩子不要吃瓜果了，容易伤脾胃。秋后的瓜果那么丰富，为什么不吃呢？多吃点还能补充维生素，增强抵抗力呢！况且应季的食物最营养，秋天是可以换着花样吃水果的季节。白色的梨、绿色的猕猴桃、黄色的柚子、红色的无花果、紫红的石榴。我争取每天换一种水果，在早餐时端上桌，让孩子们饭后吃上两口，补充营养。晨曦哥俩对水果有自己的喜好，他们最爱吃西瓜。但秋天的西瓜确实不好吃，也不要多吃。我建议他们尝尝新鲜应季的水果，我说你可以不喜欢，但不应该错过尝试。比如红宝石一样的石榴，他们一吃就爱上了，他们拿着石榴自己剥皮直接吃。绿色的猕猴桃，他们却怎么也不爱吃，我就用猕猴桃和凤梨一起榨汁，他俩也喝得不错。

家里吃东西要开放而审慎，不拒绝应季的新鲜食物，也不要人云亦云，尤其是网上流传的各种健康小段子，大可不必当真。若真要了解一些古人的饮食智慧，不如翻看一下中国最早的医学典籍《黄帝内经》。《黄帝内经》中给出了很多吃什么、吃多少、怎么吃的指导意见，就像2000多年前古人的"膳食营养指南"。里面有一段大家肯定都熟悉："五谷为养，五果为助，五畜为益，五菜为充。"这里讲的和现代公认的合理膳食宝塔基本吻合。谷就是粳米、杂粮，果是桃、李、杏、枣、栗，畜是猪、牛、羊、鸡，菜就是当时的野菜。为养、为助、为益、为充是从食用量上来说，五谷是最多的，其次是蔬果，然后是肉类。翻译成现代营养学膳食金字塔就是："碳水化合物在塔的最底层，吃得最多；上面是瓜茄蔬菜类；再往上是鱼肉奶制品；塔尖是最少量的调味品——油、盐、糖。"

到了贴秋膘的时候了，爷爷奶奶在立秋当天做了好多菜，还包了饺子，不停地往大胖孙子碗里夹肉。我心里暗想，以前说贴秋膘是担心夏季天热吃得不好，为了抵御即将到来的冬天多吃点给身体储备能量。现在条件好了，贴秋膘也仅是一种风俗的延续和仪式感，无须真的多吃了吧。但看着孩子被宠爱的幸福画面，看着老人脸上满意的笑，我并不想说什么。此时提醒唠叨都会破坏这份和谐，古人也说了："忌急躁，避愁怒。"一家人平和地过个贴秋膘的立秋日，比什么都重要。至于餐桌上的营养，不急于一时，我们慢慢来吧。

★学食育知识
★看烹饪视频
★查儿童食谱
★玩转吃货圈
微信扫码

❈ 冬季：一起来吃火锅吧 ❈

爸爸过生日我打电话回去问候："妈妈，你们今天怎么庆祝一下？"

"我去买羊肉片，你爸还是要吃涮羊肉。今天你给晨晨曦曦吃什么？"我妈说。

问候的话没说两句，话题就转到外孙晨曦身上了。姥姥姥爷现在最挂心的不是自己，也不是女儿，而是外孙啊！

我是独生女，结婚后就不在父母身边生活。他们在东北的小城过着一成不变却踏实满足的日子。每年父母生日我都不能陪在身边，他们从不埋怨，也不要我买礼物，俩人通常就是自己在家涮火锅庆祝一下。

爸爸生日前我会买一箱好酒寄过去。爸爸收到酒也不舍得喝，要等生日这天配着涮羊肉喝。我爸爱吃的涮羊肉特别传统，锅底就是清汤，加葱、姜、海米、小蟹干、干牡蛎。蘸料就是芝麻酱，用韭菜花、红腐乳调味。最好是自己用鲜韭菜花做的酱，韭菜花颗粒感明显，香气浓郁。

小时候在家吃涮羊肉，爸爸不让先涮菜，他说菜的味道会影响羊肉的香气，必须等肉都吃光了，汤中也积聚了一层羊油时再下菜。爸爸说菜在有油水的汤中煮才好吃，这话有道理。以前涮锅锅底就是白水直接煮菜确实寡淡，涮菜的种类也很单一——白菜、豆腐、粉丝老三样。想起老北京的南门涮肉，进门就送白菜、豆腐、粉丝，这都不是主角。客人只需点肉，肉的种类太多了，不同部位不同涮法，不同颜色的肉口感滋味也各异。金色的炭火铜锅，清水汤煮开，羊肉片最好是手切的，用筷子夹着在沸腾的汤中涮，让羊肉迅速升温变熟，还能保持柔嫩肥美的口感。蘸着芝麻酱，入口又烫又香，滋味难忘。吃铜锅涮肉是充满仪式感的事，在老家过年过节、聚会宴请都爱吃涮羊肉。

而在北京我的小家，吃火锅也是一家人的最爱。

那么火锅和涮羊肉是一回事吗？有人说历史渊源不同、发源不同，根本就是两种东西。但作为食客，这两种吃法都是现煮现吃，热气腾腾，似乎也没什么差别。和家人、朋友围炉而坐，享受食物烹煮的乐趣，任由筷子上下飞舞，这其中的乐趣有异曲同工之妙，也无须分辨许多。吃得过瘾，感觉幸福便足够了。

晨曦爸爸因为痛风而选择吃素。我对他吃素是有意见的，担心营养不够。但一个成年人的理性选择必须被尊重，我们全家都接受他的选择。吃火锅对于吃素的人来说就是大餐，因为一餐可以吃到很多种食材。所以我家吃火锅还是挺频繁的，家里有个鸳鸯锅不是用来区别辣和不辣，而是用来区别荤素。火锅众口可调，它的包容性极强。锅底、涮品都可以随自己喜好，能照顾到每个人的口味。在我家餐桌上每个月都要吃几次火锅，一般是周末午餐，正好可以清理冰箱的食材。蔬菜、菌菇、豆制品、丸子类，信手拈来就是极丰富的一餐。

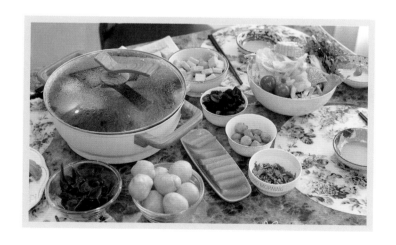

有一天我加班晚归，回家看厨房里亮着一盏小灯，昏黄的灯光下氤氲着雾气，一个小火锅卖力地咕嘟着。3 个男人围坐在小锅旁边，一边涮火锅一边有说有笑的。晨曦陪

班晚归的爸爸吃饭，小火锅里涮的虽然是素菜，但温馨幸福丝毫不减。很喜欢的一句话，诠释出火锅的真谛——火锅是一场极致的团圆。

现在在家吃火锅没有那么多讲究，所有食材都可以同时入锅，不分主次，不论先后。每一样食物都沾染了其他食物的味道，你中有我，我中有你。吃火锅就像一家人在一起。彼此亲密无间才能在同一个锅里涮筷子，不嫌弃也不顾忌，有时候互相抢着吃都是乐趣。

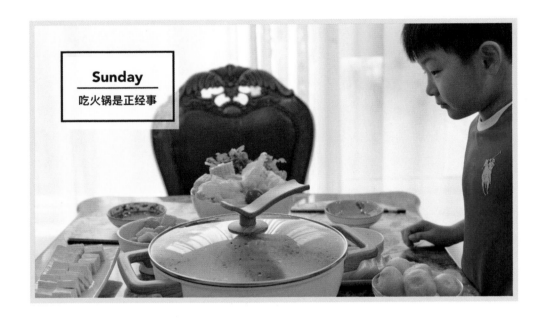

自制火锅锅底也是我的乐趣，适合老人孩子吃的火锅要不辣、开胃、营养。我最喜欢做番茄浓汤锅底和海南椰子鸡火锅，前者酸爽开胃，后者清润香甜。做法也非常容易，3个番茄用料理机打成泥，花椒大料用油炸后捞出，热油煸炒葱姜蒜，再放番茄泥炒红酱。番茄红酱中加水、加盐，再放番茄沙司增加甜味，煮出来红彤彤的，特别好看。关键是自制的锅底料都源于天然食材，番茄的红色自然健康，完全无添加。番茄汤底煮好先给孩子们盛一碗喝，酸甜可口，营养足足的。椰子鸡火锅就更简单了，可以买现成的材料包，里面有一只海南文昌鸡、一瓶椰子水、椰肉、青橘、沙姜等各种小料。椰子鸡火锅配鸡枞菌、虫草菌、松茸等菌子特别鲜美，煮肥牛、蔬菜也好吃。当然，吃素的人就只能用白水作汤底，往里面放点葱、姜、蒜、红枣、桂圆就够了，省事。

分享食单：五彩时蔬变奏曲

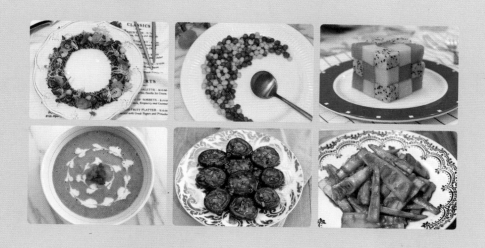

藜麦花环沙拉	青豆鸡头米	水果魔方
奶油西蓝花浓汤	香菇素鲍鱼	油焖方竹笋

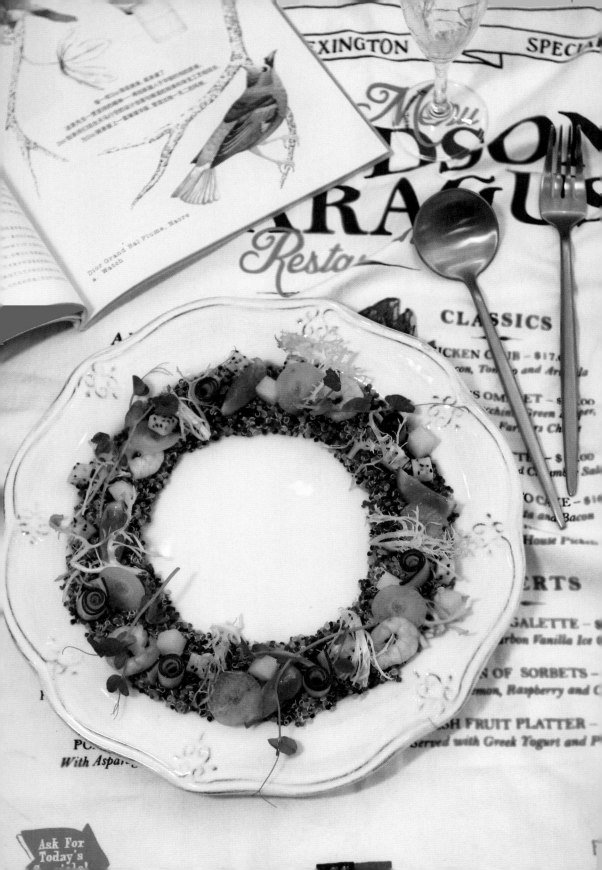

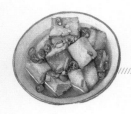

❋ 藜麦花环沙拉

食材

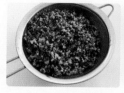 **做法**

藜麦 150 克　　豌豆苗 10 克
黄瓜 20 克　　　沙拉汁 30 克
胡萝卜 20 克
无花果 1 个
火龙果 15 克
哈密瓜 15 克
苦菊 10 克
虾仁 50 克

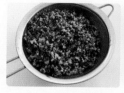 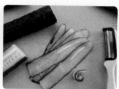

❶ 藜麦冲洗干净，提前冷水浸泡 2 小时。用水煮 15 分钟直到透明，露出小白芽。用筛子沥干水分备用

❷ 黄瓜洗净用削皮刀刨成薄片，卷成卷儿

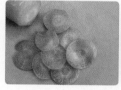 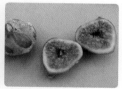

❸ 胡萝卜洗净去皮，切薄片

❹ 无花果切小瓣

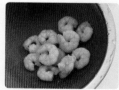 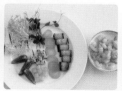 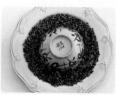 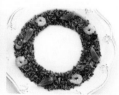

❺ 虾仁焯水煮熟，沥干水分

❻ 苦菊、豌豆苗洗净，火龙果、哈密瓜切小方块

❼ 盘子中间扣一个碗，藜麦围着碗放，再把碗拿起来

❽ 各种食材摆在藜麦上，穿插摆放更好看

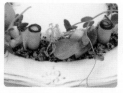

❾ 按自己的喜好摆放成独一无二的花环，吃的时候淋上沙拉汁就可以了

食育 TIPS

沙拉汁的口味太多了，我喜欢吃经典的油醋汁、日式和风汁，这两款热量相对较低。让小孩子吃生的菜叶子似乎比较难，我发现晨曦兄弟最爱芝麻味道的沙拉汁，有它佐餐，孩子们一次能吃一碗沙拉。

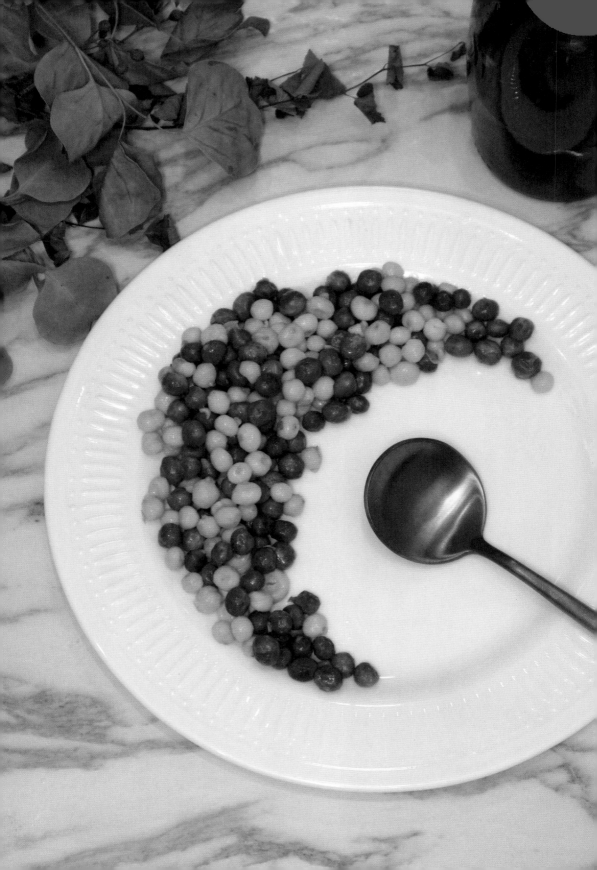

青豆鸡头米 ✳

食材

鸡头米 250 克

鲜青豆 250 克

油 20 克

糖 10 克

水淀粉适量

葱末、姜末适量

盐适量

食育 TIPS

　　鸡头米是时令食材，每年秋天买一斤苏州产的鲜鸡头米，分成小包冻在冰箱里，提前解冻好只需要煮 1～2 分钟。我喜欢用它煮糖水或炒简单的菜，豌豆带点硬度和鸡头米的 Q 弹软糯很搭配，一大勺入口嚼着奇妙。晨曦喜欢吃鸡头米，这样吃还能多吃点绿色的豆子。

做法

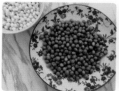

① 鸡头米提前解冻，鲜青豆洗干净

② 青豆焯水，再过一下冷水备用

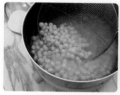

③ 鸡头米在开水中煮 2 分钟，捞出备用

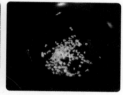

④ 葱姜切成末，喜欢的话也可以放蒜末

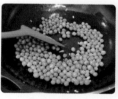

⑤ 锅中倒入油，油热放葱姜末炝锅

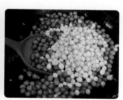

⑥ 倒入沥干水的青豆翻炒几下

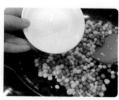

⑦ 马上放入鸡头米快速翻炒，加盐、糖调味

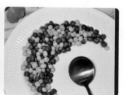

⑧ 最后调一点水淀粉勾个薄芡就好了

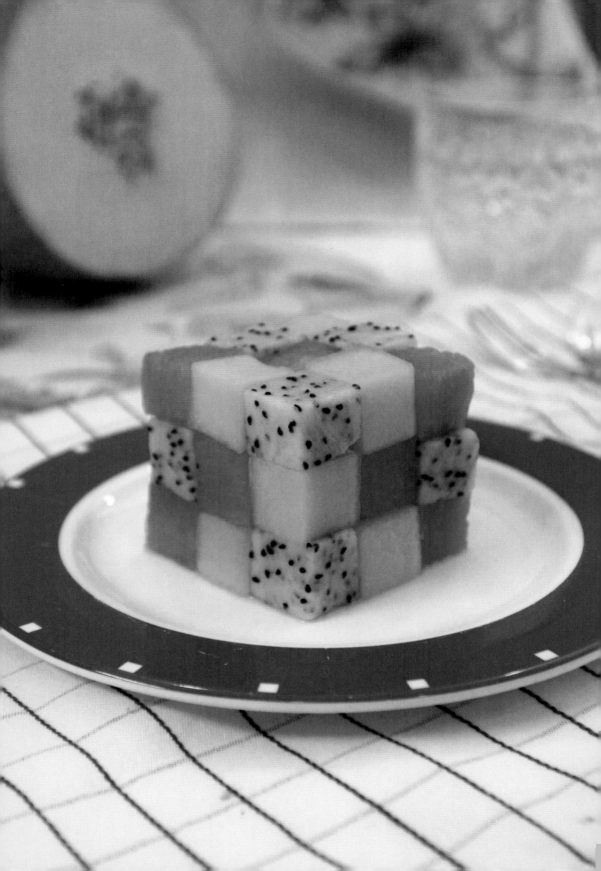

✳ 水果魔方

食材

西瓜、火龙果、哈密瓜

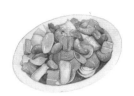

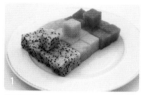

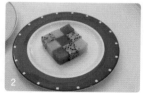

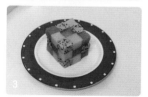

做法

1. 西瓜、火龙果、哈密瓜都切成大小相等的正方形，每个水果切 9 块

2. 3 种水果每层各摆 3 块，9 块一层

3. 摆好 3 层水果，一个水果魔方就做好了

食育 TIPS

这个不算什么菜，只能算贪玩的小作品，我做好哄孩子也哄自己，看着真喜欢。能把水果切成大小一致的方块并不容易，特别考验我的耐心。让孩子动手自己搭建一个魔方，从配色到空间意识感都融入其中，实在是简约不简单。

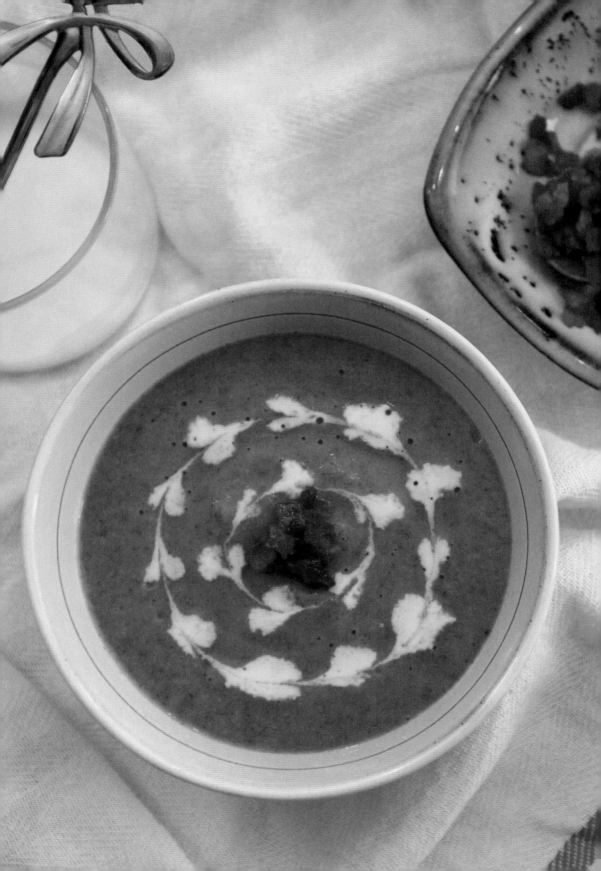

奶油西蓝花浓汤

食材

西蓝花 1 小颗

土豆 1 个

洋葱 1/4 个

培根 2 片

淡奶油 15 克

盐适量

做法

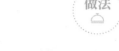
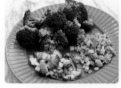
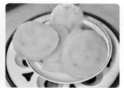

① 西蓝花洗净切小块，培根、洋葱切丁

② 土豆去皮切片，蒸熟

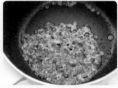
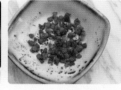
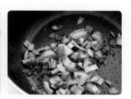

③ 锅中不放油，慢慢把培根丁煎出油

④ 盛出一些培根留用

⑤ 洋葱末倒入培根中翻炒

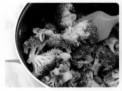
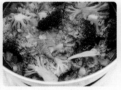
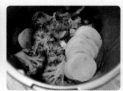
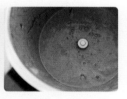

⑥ 再倒入西蓝花翻炒片刻

⑦ 加入一碗水，把西蓝花煮熟

⑧ 煮熟的西蓝花和汤水一起倒入料理机，放入土豆

⑨ 把料理机中所有食材打成糊糊

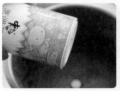
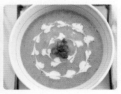

⑩ 把蔬菜糊倒回锅中再加热，调节汤的浓稠度

⑪ 浓稠的浓汤盛出，倒入淡奶油，撒上培根碎即点缀一下

食育 TIPS

想让孩子多吃菜，做蔬菜浓汤是好办法，蔬菜和奶油一起变成润滑的糊糊，避免孩子对菜叶子的排斥和抗拒。如果是给一岁以内的孩子做辅食，切记不要放盐或培根这样含盐的食物。孩子肾功能尚未发育完善，吃盐会增加肾脏负担。

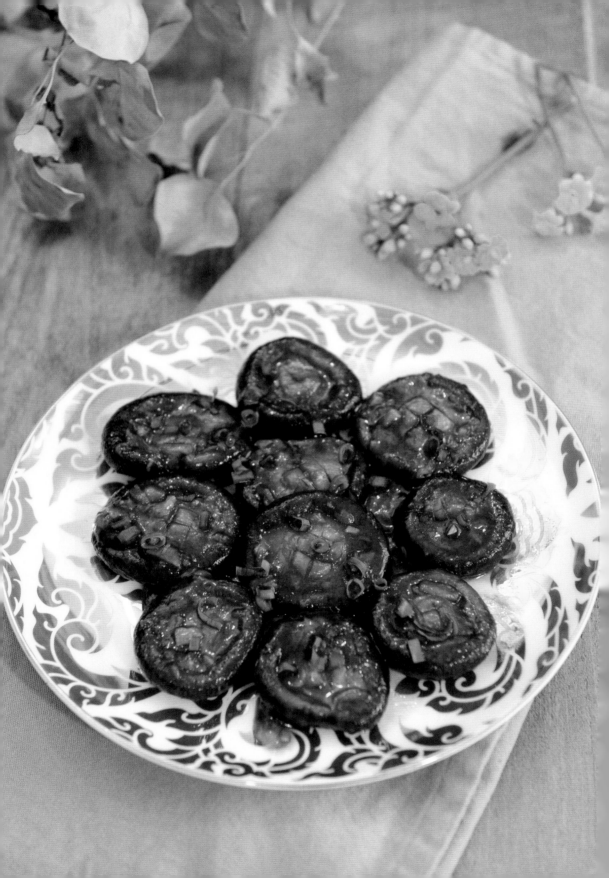

香菇素鲍鱼

食材

香菇 250 克

玉米淀粉 10 克

生抽 15 克

老抽 10 克

蚝油 10 克

白糖 8 克

油 15 克

香葱、蒜适量

食育 TIPS

香菇能补钙吗？其实是香菇可以帮助钙的吸收，原理是香菇中含有的麦角固醇在光的作用下可分解生成维生素 D2，维生素 D 在体内帮助钙的吸收。晨曦两岁之前补充过维生素 D，之后就通过饮食摄入没再额外补充了。

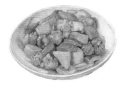

做法

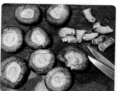

❶ 香菇洗净去蒂

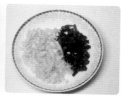

❷ 蒜切末，香葱切圈

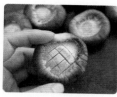

❸ 香菇里面用刀划成井字格，不要切断

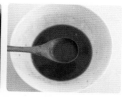

❹ 小碗中放生抽、老抽、蚝油、白糖、玉米淀粉和水，调成酱汁

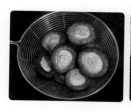

❺ 香菇焯水，捞出沥干水分

❻ 锅烧热放油爆香蒜末

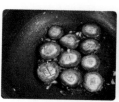

❼ 放入香菇两面煎一煎

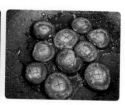

❽ 倒入调好的酱汁，翻炒均匀，酱汁包裹住香菇，盛盘撒上香葱末即可

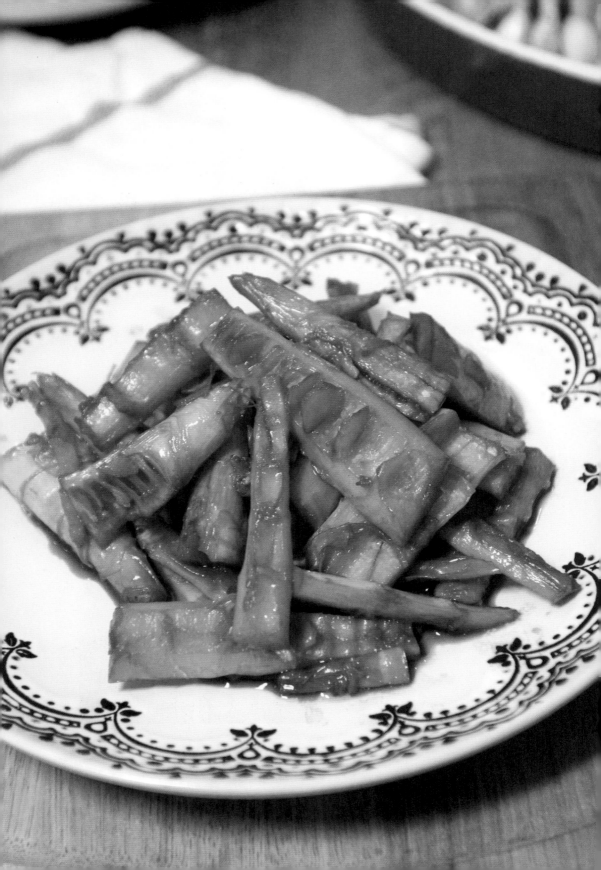

✱ 油焖方竹笋

食材

方竹笋 300 克、生抽 10 克、蒸鱼豉油 10 克、冰糖 10 克、油 30 克

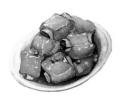

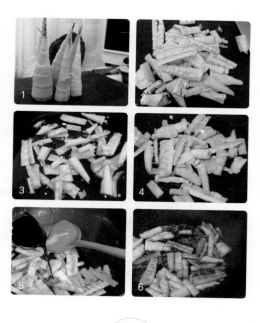

做法

1. 方竹笋洗净去皮，去掉老根，用指甲掐不动的就是老根

2. 用刀拍一下再切段，这样入味

3. 切好的竹笋焯水 6~8 分钟，水中放盐，这样能去掉竹笋的涩味

4. 锅中放油，比平时炒菜用的油多点，冰糖和沥干水的竹笋一起下锅炒

5. 放生抽、蒸鱼豉油翻炒均匀，盖上锅盖小火焖煮

6. 竹笋上色后大火收汁即可

食育 TIPS

那年 4 月，我带晨曦在婺源旅行，正是春笋上市的季节，孩子们蹲在屋前和大人一起剥笋。鲜嫩的笋美味但含有大量草酸，草酸让笋苦涩也影响钙的吸收。笋确实好吃，但胃肠消化能力较弱或容易缺钙的孩子们不宜多吃。

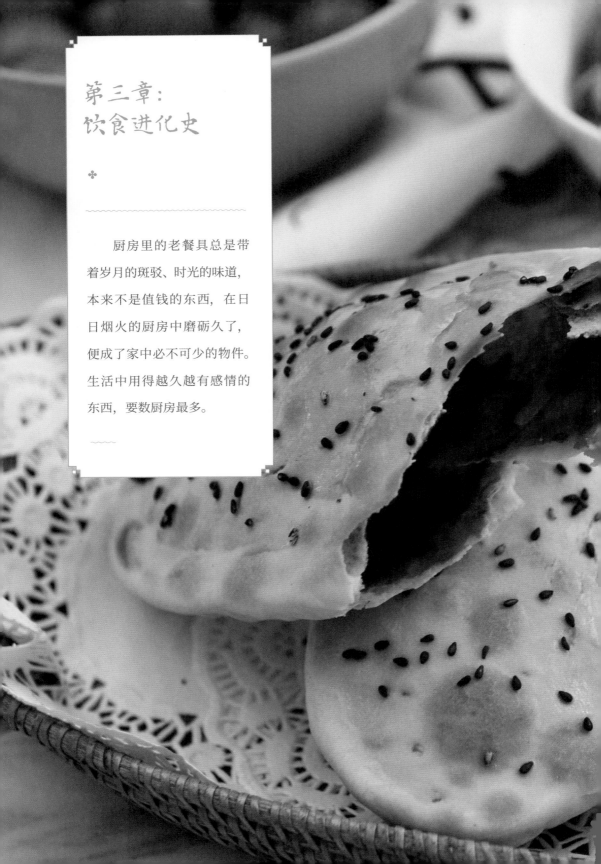

第三章：
饮食进化史

❀

　　厨房里的老餐具总是带着岁月的斑驳、时光的味道，本来不是值钱的东西，在日日烟火的厨房中磨砺久了，便成了家中必不可少的物件。生活中用得越久越有感情的东西，要数厨房最多。

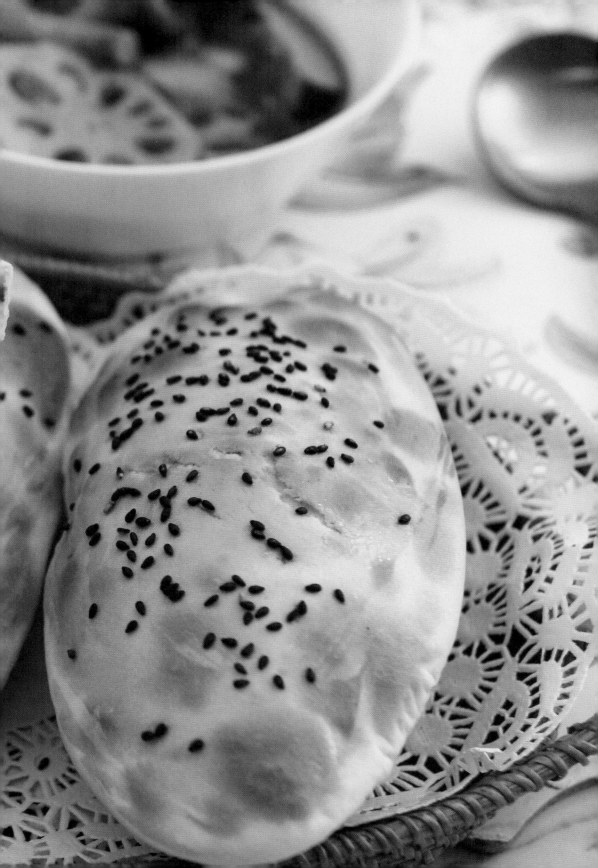

❖ 古代人吃什么？ ❖

~~~~~~~~

　　现在的孩子们离不开电子屏幕，家人需要帮他们管理看动画片的时间和内容，挑一些品质高的动画片，这样才能从中有所收获。和孩子一起坐在沙发里互相依靠着，分享一部好看的动画片也是温馨的亲子时间。

　　那么看什么动画片好呢？我喜欢看和美食有关的动画片，在饭后看尤其温馨。他俩也受我的影响，能记住动画片里和食物相关的内容，比如海绵宝宝里的宝宝烤面包，哆啦A梦爱吃的铜锣烧，加菲猫钟爱的意大利千层面等。这些食物也在我家厨房里实践过，每一样晨曦都爱吃。

　　晨曦7～8岁时喜欢听《三国演义》《封神榜》，开始对历史感兴趣，有一天他们问我："妈妈，古人都吃什么呢？"这还真超出了我的知识边界，虽然整天对食物营养津津乐道，可是古人的食物和烹饪方法我所知不多，一时很难回答。然后我去找关于古人吃什么的资料，发现了一部特别好的国产动画片叫《餐桌上的世说新语》，把《世说新语》中魏晋间一些名士有关吃的轶事拍成了动画片，白羊肉、烤串、鲈鱼脍、烤乳猪、胡饼、牛心、螃蟹、李子……古人爱吃的东西还真不少。和孩子一起看这样的动画片我也很长知识，比如里面讲"撸串儿"，引用《齐民要术》中对烤肉的描写："色同琥珀，又类真金；入口则消，状若凌雪；含浆膏润，特异凡常也。"肉串要烤得像琥珀金子一样的色泽，吃到嘴里油脂入口即化，像冰淇淋一样。这番描写放在现代也有让人大快朵颐的冲动。而古时吃烤肉是贵族的特权，席间为人烤串的厨师是吃不上肉的。《世说新语》

中有顾荣施炙的故事，顾荣在一次宴席上看到烤肉的人对肉有求之不得之情，就把自己的烤肉让给厨师吃了。旁边的人讥笑他的行为，顾荣说："整天烤肉的人却不知道烤肉的味道，这合理吗？"后来战乱中顾荣遇难，有一个人救他性命，这个人就是当年被他赐烤肉的厨师。

我们一家在腾冲旅行时，客栈的早餐有一种食物叫"大救驾"，它是腾冲最出名的小吃之一，其实就是炒饵块，把用米浆加工的饵块切成三角形，加上火腿、鸡蛋、猪肉、番茄、青菜，在锅中爆炒。"大救驾"的来历还有这样一段故事：明朝灭亡后，李定、刘文秀等大西军于1656年拥永历帝朱由榔辗转来到昆明。两年后，清军三路入滇，吴三桂率军逼近昆明，永历帝与李、刘二将率军西走，逃到腾冲这一带时，已经饥饿交加。当地一家好心的农户，为他炒了一大盘饵块。当时，永历帝觉得世界上竟有如此美味的食物，回味之余，感慨："救了朕的驾。"

我和孩子们一起从食物中了解历史故事，也能从食物中瞥见人类的发展史，还能找到一些规律帮助我理解家庭饮食营养的知识。比如说，农耕时代古人吃的东西是地里种的植物和自己饲养的动物，靠山吃山靠海吃海，食物完全是大自然的馈赠。等工业革命之后，加工食品越来越多地占领餐桌。我们有了化肥、催熟剂、食品添加剂，食物生长的速度越来越快，可营养素的含量越来越少。据日本2006年发布的一项调查显示，当时的菠菜和20年前的相比，营养素只是原来的20%。慢性疾病的流行很大程度上都是吃出来的。相比之下，古人的食物种类虽然不多，但吃得天然又健康。逛超市我有了选择食物的标准，多买纯天然的食物，少在加工食品的货架前停留。本来想买炸鸡，改成买了一只土鸡回家煲汤去了。

★学食育知识
★看烹饪视频
★查儿童食谱
★玩转吃货圈
微信扫码

✤ 一家人的小时候 ✤

~~~~~~~~~

生活有时很奇妙，我和晨曦爸爸小时候第一次来北京的时间竟然是在同年同月。我们 7 岁那年暑假，我跟着爸爸出差第一次来到北京；我老公跟着他父母来看病，也是第一次来北京。没想到 20 年后我们在北京相识，并组成了一个新的家庭，还有了一对双胞胎儿子。日子一天天过，身边藏着很多机缘巧合，有时候停下来往回看看，能发现很多趣事。

我家餐桌上喜欢聊"小时候"的话题，爷爷奶奶的小时候、爸爸妈妈的小时候，总有很多故事能讲，还有一些故事可以反复讲，讲的人和听的人都不觉得腻。长辈们小时候的故事在晨曦眼里是不可思议的存在。

爷爷是家里的购物狂，最喜欢做的事就是买菜。他对家附近的超市菜场最熟悉，哪家鸡蛋便宜、哪家蔬菜新鲜如数家珍，每天背着双肩包拉着小车出门买菜。爷爷最怕晨曦吃不饱，他说饿肚子的滋味太可怕，挨饿是他们那代人小时候最痛苦的回忆。爷爷给晨曦讲小时候一家人分吃几十粒玉米，就是一天的粮食，晨曦瞪大眼睛表示吃惊，但我知道他们和我一样不能理解挨饿到底是什么滋味。

我和晨曦爸爸小时候虽然物质不丰富，但基本不会挨饿，日子也是越来越好的。在我的记忆里，每天傍晚家家炊烟袅袅，东北小城一间间小平房在寒冷的夜色中亮起昏黄的灯光，烟囱里飘出白烟，空气里散发着饭菜的香气。我妈妈的手艺特别好，能把白菜炖粉条、茄子炖土豆做得很下饭，而我最爱吃的是费油费肉的炒菜，比如肉片炒蒜薹。

肉片和蒜薹用酱油焖炒的颜色略深，盘底仅有的一点汤汁是精华，拌进米饭里很好吃。虽然那时候不常吃肉，也没闲钱买零食，但因妈妈做饭好吃，我小时候也没觉得缺嘴。

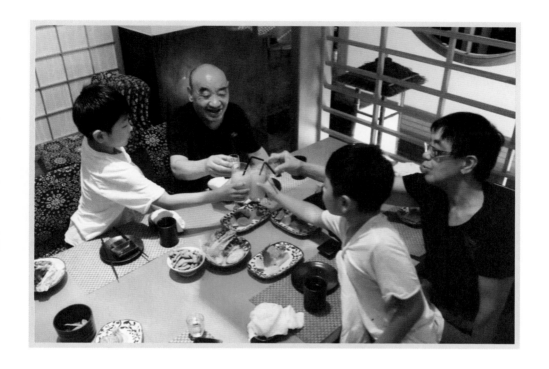

　　同一个年代长大的孩子，我和晨曦爸爸的体会却不同。他生活在一个大家庭中，食物永远是分享的。要先给长辈和年纪比自己小的孩子，吃菜只能夹自己面前的。吃鸡从来没吃过鸡腿，更不能张嘴要东西，父母肯定不给买，还会招来一顿责骂。大家庭的餐桌上规矩多，孩子也懂事得多。晨曦最爱听爸爸讲小时候破坏规矩的故事，比如剥馒头皮的方法。我们小时候都不让孩子剥馒头皮吃，而孩子们就喜欢那么干，白白的大馒头撕下光滑的皮，又好吃又好玩。过去孩子剥馒头皮必然被制止，还会挨骂，甚至挨打。老人们也有一套话术，说剥皮吃不吉利，现在想想其实就是剥了皮的馒头不好存放，容易发霉。

　　晨曦爸爸讲起他和妹妹一起剥馒头皮，妹妹被爷爷打，他却没挨打，他说那得靠智慧。剥开的时候要一小块一小块的，不能让大人注意到。而身边的妹妹没理解哥哥的意图，剥了一整个馒头，光溜溜的馒头太引人注意了，招来一顿揍也是可想而知的。他现在讲起来还幸灾乐祸地笑个不停，毫不顾忌俩儿子会不会用类似的方法对付他。我们童年的趣事很多，都是和恶作剧、吵闹打骂分不开的。在一个天天一起吃饭、有情有爱的家庭中成长，吃饭的囧事会成为孩子们多年后最难忘的回忆。

晨曦的小时候和我们完全不同了，现在的餐桌对他们还能充满诱惑和期待吗？他们长大后会记起什么？随着食物越来越丰富，家庭餐桌对孩子的吸引力变小了，很多孩子更喜欢吃外面的食物。大人又何尝不是，生活节奏太快，父母很难亲自操持一日三餐，快餐成为家庭不得已的选择。于是家庭餐桌变得冷清了，点外卖或者吃快餐连餐具都不用洗。以前每天全家人一起吃饭的场景变成一人一份，各自找个舒服的地儿，茶几、沙发、书桌，甚至床头，快速解决一顿饭。

我有个设计师朋友，他说见过很多家庭因为有钱了，买了大房子，结果夫妻感情变得越来越差。其实就是大家少了在一起的时间。他告诉我一个解决家庭问题的装修方案，把房间的客厅变成一个超大的餐厅，放个漂亮的大餐桌，营造更多大家在一起的时间，真的帮助很多家庭重拾亲密的关系。在我家也是，全家在一起说话聊天最多的地方就是餐桌前，坐下来好好吃顿饭，放下手机多说说话，这些我们小时候每天都有的场景，却是现在孩子们稀缺的温暖。

生活需要仪式感，这种氛围你不营造就没人给你。虽然花时间做一顿饭不简单，但为之付出是值得的，家庭聚餐是亲情的纽带，是亲子沟通最好的场景。在吃饭的时候大家放下手机，用眼神和语言交流。等孩子们长大了，还能一起围坐桌前，聊起小时候有趣的故事。

★学食育知识
★看烹饪视频
★查儿童食谱
★玩转吃货圈
跟微信扫码

✤ 我家厨房的"老古董" ✤

～～～～

自从我生完孩子，公婆就搬来北京和我们同住，主要是帮助我们照顾孩子，养大一对双胞胎兄弟真不容易，多亏有公婆的全心付出。晨曦小时候的吃喝拉撒都要记录，一人一本，以免记错时间喂错孩子。我休完产假上班之后就靠两位老人全天带娃，两个淘气的大胖小子可把俩老人累坏了，但从没听公婆抱怨过一句。

我天真地以为带孩子是件特别容易的事儿。晨曦 7 个月时，我和先生没心没肺地去泰国旅行，把两个孩子完全丢给公婆。当时往家打电话，他们都说一切顺利，你们好好玩吧。过了几年后，有一次回忆养孩子的片段，公婆才说起那 7 天的不易。买菜、做饭、洗衣服、哄睡、半夜喂奶，两位 60 多岁的老人是怎么做到的？当时我已经回归家庭，全身投入照顾和教育孩子之中，这才真切地感受到养育孩子的辛苦，我真是个后知后觉的妈妈。

公婆帮我们照顾孩子的心没有丝毫保留，他们甚至卖了老家的房子，几乎丢掉了所有以前的东西，彻底融入我们的生活。他们处理完老家的房子只拿回来一点东西，其中有一样不起眼的厨房工具。那是一块旧木板，颜色斑驳，据说有 70 多年了，是婆婆厨房里的"老古董"。它是一个做面食的工具，叫"擦格斗"。做这种面食要把面和得软一点，把面团放在工具铁质带网眼的擦床上，用手掌下方推动面团让它从孔里擦出来，一段一段面条漏入沸水中。这是山西民间的一种吃食，平遥的擦格斗比较有名，吃起来口感柔软光滑，易于消化。这个老物件是婆婆的婆婆留下来的，它虽斑驳破旧，却有着被岁月和生活磨砺出的高级感，我对它爱不释手。老物件只有一个，我说留着以后传家，留给长孙。

平平常常的老百姓家，留几件精致好用的老餐具传承给下一代是件美好的事情，它们既是实用的工具，又是带着记忆和象征的信物。《包法利夫人》中艾玛的爸爸就把她妈妈最爱的一套餐具作为她结婚的嫁妆，包法利夫人欠债后想用餐具抵债，发现它并不值钱。这些留下来的、厨房里的老古董，只是一种记忆的载体。

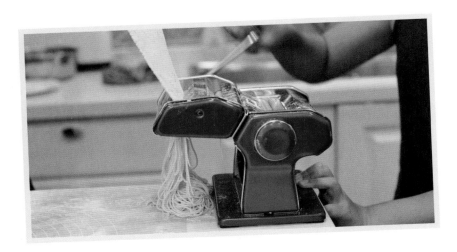

我爸妈也有几件老餐具。从未见过面的爷爷奶奶给我爸留了几件老物件，是东北少见的西餐工具。爷爷在哈尔滨的西餐厅工作，家里有些西餐用具——餐刀、餐叉、日式点心盒这样的物件。小时候只有在我妈倒腾箱子的时候能见到，刀叉被布包着，平时都是压箱底的东西。

我结婚后，爸妈把老餐具给了我，我才第一次仔细端详它们。餐叉做工粗糙，手柄上还刻着 USA。有一把特别老式的黄油抹刀，刀把上刻了一圈花纹，手柄尾部翘起，抹刀前面是三角形的。

有次一家高端餐厅送来新款外卖饭盒，竟然是崭新的老式铝制饭盒，亚光银色表面平平整整，和记忆中的一都不一样。小时候家里的饭盒都是铝制的，粗糙的、凸凹不平的，带着深色的锈迹和划痕，但关于它的记忆是温暖的。记得妈妈用铝饭盒装上白菜豆腐、几片肥猪肉片带到单位，中午用办公室里裸露着电阻丝的电炉子炖菜。我中午放学骑车去妈妈单位和她一起吃饭，工厂里杂草丛生，我从满是铁锈的楼梯跑上二楼，木楼板嘎吱作响。电炉子上的铝饭盒里沸腾着，空气里飘着踏实幸福的味道。

　　晨曦第一见铝饭盒，他俩吃惊地说："好精致啊！"回想当年有密封塑料饭盒后特别嫌弃总也用不坏的铝饭盒，现在见多了塑料的、玻璃饭盒，孩子们又被铝制的质感吸引。科技带来改变，生活如你所愿越来越好，厨房好用的旧物可以忽略岁月的洗礼。

　　我也喜欢收集旧餐具，尤其去旅行的时候，在国外逛跳蚤市场或乡村的旧百货店，有时会遇到让你心动的餐具。在英国的"逃婚小镇"遇见乡村市集，我买到一把刻花的黄油刀。在澳大利亚的小镇百货店买了一套银制的甜品叉。老餐具总是带着岁月的斑驳、时光的味道，本来不是值钱的东西，在日日烟火的厨中待久了，成了家中必不可少的物件。公婆搬家可以丢掉很多更值钱的东西，却唯独留下这些厨房里的老物件。生活中用得越久越有感情的东西，数厨房里最多。

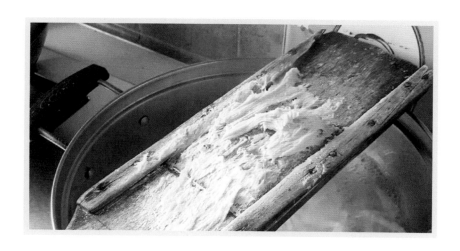

✤ 一顿饭的顺序 ✤

夏秋交替时，孩子容易生病，大人也一样。刚入秋，晨曦爸开始咳嗽，然后是孩子、奶奶和爷爷。晨曦没有感冒，他算抵抗力比较好的孩子，但哥哥还是肚子不舒服，一天跑三四趟厕所。奶奶焦急地问："你吃什么了？怎么弟弟没事？"老人觉得拉肚子应该是食物的问题，吃的不对才会拉肚子。季节交替，身体在进行自我调整，每个人的抵抗力不同，出现的反应也不一样，这些小状况就随它去，不用刻意干预，家里的伙食保持日常就好。我和晨曦说，你看妈妈抵抗力还不错，晨晨说可能因为你爱吃菜。

虽然他俩还不能如我所愿爱上吃菜，但对吃蔬果的好处已经懂了，多补充维生素和微量元素可以提高抵抗力，能把健康和蔬果联系起来，也算不错了。

水果怎么吃，各家有讲究，常在家庭群里收到叔叔阿姨们分享养生"秘籍"，有不少和吃水果有关的信息，五花八门，就连吃水果的时间也难达成共识，饭后吃不好，随餐吃不好，晚上吃也不好。而我简单地理解为只要吃了就比不吃好，吃的顺序不用计较。晨曦上小学后，早晚餐在家吃，午餐在学校吃。我有意在早晨中加入水果蔬菜，他俩喜欢吃清炒瓜片或者圆生菜撕碎拌芝麻沙拉酱，再撒点葡萄干和综合干果。水果以当季的为主，苹果一年四季都有，也是家庭常备。为了节省时间，水果都是切好的，多种水果混着吃营养更丰富。因为老人照顾得太精细，孩子的牙齿很少咬硬东西，晨曦的乳牙迟迟不掉，恒牙已经萌出，我带他们去医院拔牙。医生说现在的孩子吃得太精细了，你让他们多啃苹果吧。父母的照料和饮食方式的改变已经影响到人类进化，听说科技研究发现人类进化的脚步从未停止，比如现在很多人都不再长智齿了。之后我家的苹果不切块了，一人一个啃着吃。

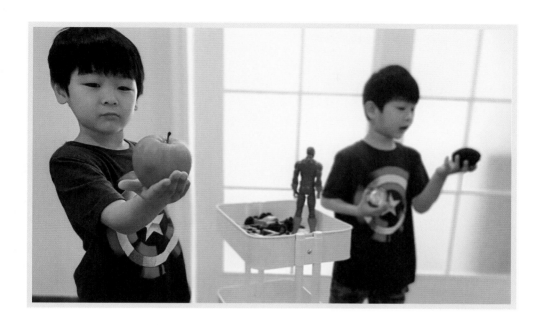

饮食变化除了影响孩子智齿的萌出，还悄然改变着家庭餐桌上的秩序，家人之间的关系也有着微妙的变化。比如家里吃饭上桌的顺序就和我小时候颠倒了。小时候上桌吃饭一定要先老人和男人，家庭聚餐的时候地位最高的长辈和叔叔大爷们一桌，婶婶阿姨带着孩子们一桌。吃饭时，家里长辈不动筷子别人都不敢动，孩子要想伸手拿食物准被家长打回去。我家当时管得不算严，我还是敢在姨妈们准备食物期间过去拿吃的，虽然没被制止，但也少不了被批评。

现在我们家顺序反了，公婆每顿饭都兴致勃勃地为孙子忙活，炖牛肉、红焖鸡翅、清蒸鱼、白切鸡，肉菜吃什么全看孙子喜欢什么。这肉炖得正香，爷爷那边满脸笑意："晨曦，快来尝尝这肉咸不咸啊？""晨曦，快来尝尝这肉烂没烂啊？"俩娃有时乐颠颠地过来，有时正玩得高兴就不想去。"爷爷你做得正好，我们不尝了啊！"

饭菜被爷爷奶奶摆上桌，放好碗筷，然后第一时间叫孩子先吃。"冷了就不好吃了！""你俩先吃，趁热乎！"孩子们也是无所顾忌，有时候礼貌性地说两句："爷爷奶奶你们也一起吃啊。"爷爷奶奶还在收拾，就愿意看孙子先吃。有时他俩玩得不想吃饭，爷爷准保会生气，孩子不吃他也不吃。我家先生说："爸，我小时候都是爷爷先上桌吃饭，怎么你当了爷爷就变成孙子先吃饭了？"

吃饭的顺序反映出生活方式的变化，很多理念、习惯在不知不觉中竟然是颠覆性的改变。而餐桌秩序的变化也影响到孩子的行为。

晨曦刚上小学，每天接他俩放学我都提心吊胆的，老师把我留下谈话次数比放行的时候多，说两兄弟不能遵守纪律，上课也不好好听课。我和先生反省了教育方式，觉得急需从日常生活中强化他们的规则意识和主动性。我要从餐桌开始改革，早餐我不给他们精致的摆盘，而是把食物放好让他们自取，餐具和碗筷也提醒他俩自己去拿。我尽力说服爷爷奶奶别让孩子先吃饭，显然这个不能百分百成功，但妈妈的态度也会让他们感觉到变化。周末一家人吃饭的时候我们有意聊起小时候的餐桌规则，让他们理解不同的生活方式。慢慢地，他们会主动给爷爷奶奶夹菜，招呼爸妈吃饭，关心我喝没喝水，关心爸爸的咳嗽好了没有，等等。之后再有让他俩先吃先喝的时候，就像我小时候一样，知道这是被允许的，但不是被鼓励的。

★学食育知识
★看烹饪视频
★查儿童食谱
★玩转吃货圈
圙微信扫码

分享食单：神奇米面

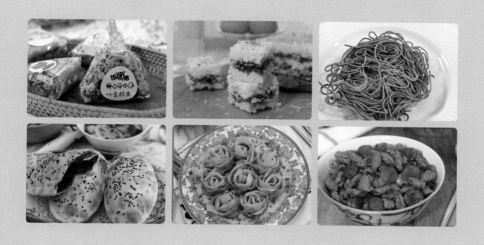

金枪鱼三角饭团　　　桂花大米糕　　　　自制干脆面

空心糖烧饼　　　　　玫瑰花煎饺　　　　猫耳朵

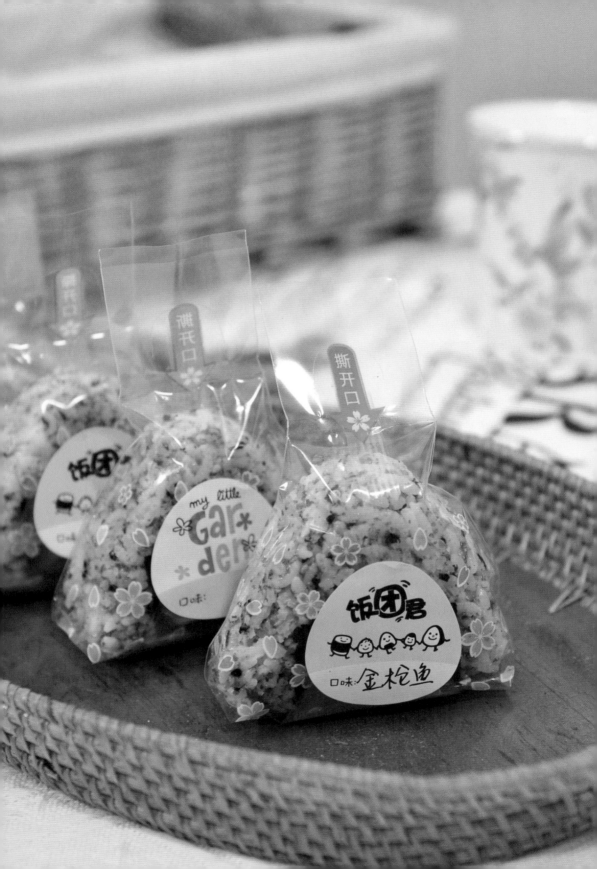

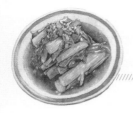

金枪鱼三角饭团

食材

白米饭 320 克　　黑胡椒适量

海苔香松 15 克　　盐适量

水浸金枪鱼
罐头 50 克

海苔 4 片

蛋黄酱 10 克

洋葱 10 克

寿司醋 8 克

做法

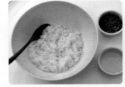

❶ 白米饭中加入 8 克寿司醋拌匀

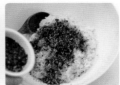

❷ 再倒入海苔香松，拌匀

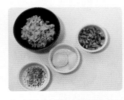

❸ 水浸金枪鱼肉沥干水分，洋葱切成小丁备用

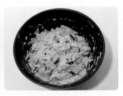

❹ 把蛋黄酱、洋葱丁、黑胡椒倒入金枪鱼中拌匀，根据口味加盐调味

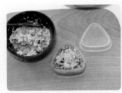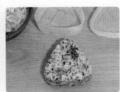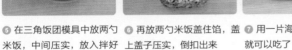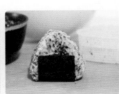

❺ 在三角饭团模具中放两勺米饭，中间压实，放入拌好的金枪鱼馅

❻ 再放两勺米饭盖住馅，盖上盖子压实，倒扣出来

❼ 用一片海苔包住三角饭团就可以吃了

❽ 装进袋子里携带方便

食育 TIPS

　　晨曦上课外班时经常买三角饭团当加餐，这是便利店中很常见的快餐，热一热撕开包装袋就能吃，方便卫生。周末去郊外，学校组织活动，它也是首选的野餐食物。

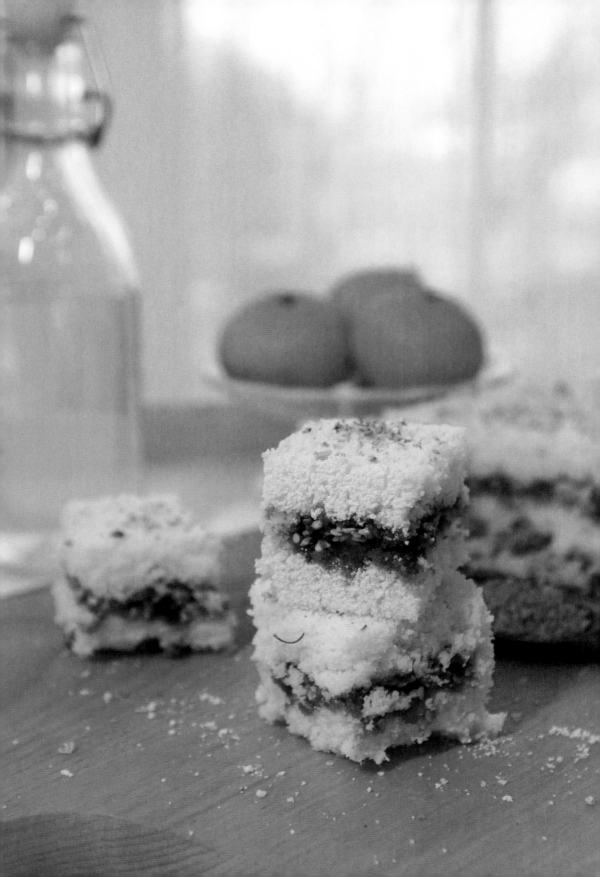

桂花大米糕

食材

大米 200 克

糯米粉 80 克

糖粉 30 克

牛奶 140 克左右

红糖 20 克

芝麻 10 克

葡萄干适量

干桂花适量

做法

  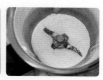

❶ 大米用水淘洗两遍，如果有免洗大米可直接打粉

❷ 大米洗好沥干，再放入烤箱中以 50℃ 慢慢烘干

❸ 烘干的大米放入料理机打成大米粉

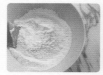 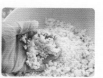

❹ 也可以直接买大米粉代替，但自己打的大米粉更香

❺ 大米粉中加糯米粉、糖粉，慢慢加入牛奶，牛奶要根据米粉的吸水量调节，别一下都加进去

❻ 把米粉和成均匀松散的小颗粒，以用手能揉搓开为宜

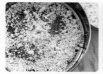 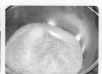   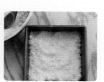

❼ 用勺子碾压米粉过筛

❽ 过筛后呈松散细腻的粉状

❾ 红糖芝麻拌均匀备用

❿ 用 6 寸方型活底模具，底部放些葡萄干

⓫ 撒一半米粉，不要压实

 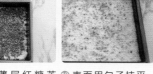 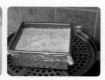

⓬ 撒一薄层红糖芝麻，再把剩下的米粉撒上去

⓭ 表面用勺子抹平，撒点干桂花

⓮ 模具盖上保鲜膜，放蒸锅上，上气之后蒸 30 分钟即可

食育 TIPS

一碗普通的大米能变身成一块香甜的大米糕，用手抓着吃，仔细呷摸米香和一丝甜味。孩子对于白米的感受不再单一，米糕、米粉、米糊都是大米做的，喜欢上吃米饭也没那么难了。

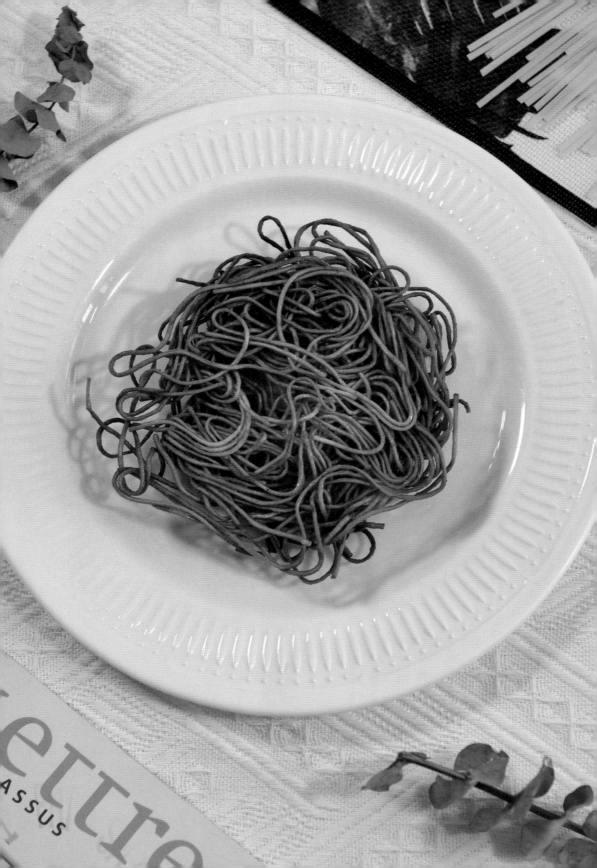

✳ 自制干脆面

做法

食材

挂面 120 克
蚝油 20 克
盐 1 克
白糖 3 克
五香粉 1 克
植物油 40 克

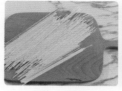

❶ 选细点儿的挂面制作

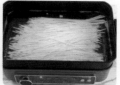

❷ 烧开一锅水开始煮面条

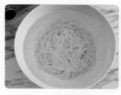

❸ 煮到 8 分熟捞出过冷水

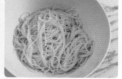

❹ 沥干水分备用

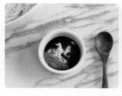

❺ 蚝油、盐、白糖、五香粉调和成酱汁

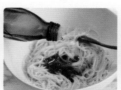

❻ 把酱汁倒入面条中，再倒入植物油

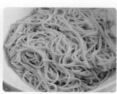

❼ 把面条、酱汁和油搅拌均匀

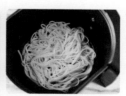

❽ 取一点面条放进空气炸锅中，铺成薄薄的一层

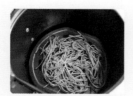

❾ 空气炸锅设置 180℃，12 分钟，放凉更酥脆

食育 TIPS

　　孩子们爱吃酥脆的东西，比如干脆面。但超市卖的干脆面不健康，油大、太咸、调味浓重。我用挂面自制的干脆面味道也不错，用空气炸锅做的，少油也酥脆。不能剥夺孩子吃零食的幸福感，那就做点相对健康的零食吧。

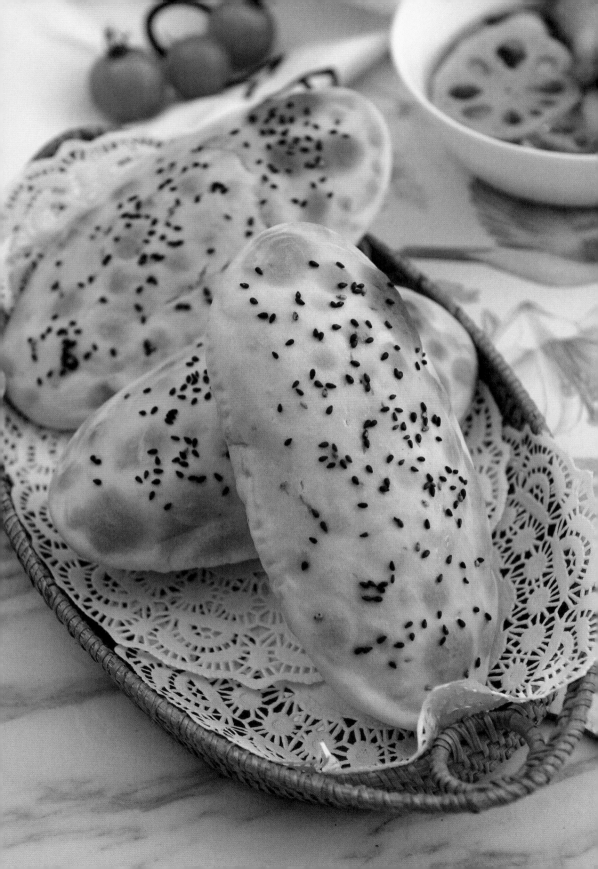

空心糖烧饼

食材

中筋面粉 300 克

食用油 20 克

盐适量

砂糖 30 克

面粉 10 克
（或玉米淀粉 5 克）

蜂蜜少量

芝麻少量

做法

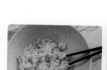

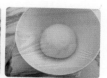

❶ 150 毫升水里加盐和食用油搅一搅，再一点一点倒入面粉中。用筷子搅拌成絮状，用手揉成光滑的面团

❷ 取出和好的面团，在面垫上揉一揉，揉成光滑柔软的面团

❸ 盖上保鲜膜，醒面20 分钟

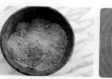

❹ 面团醒好再揉一揉，用两只手把面揉搓成长条状，粗细均匀方便分切。切成大小基本相等的 6 份

❺ 砂糖和面粉（或玉米淀粉）混合成馅儿

❻ 取一块小面团，轻轻按扁，像擀饺子皮那样擀圆

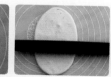
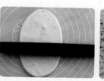
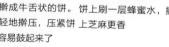

❼ 把砂糖馅铺在面皮上，抹平，四周留空间

❽ 从一端开始捏紧面皮，包住包糖。切记要捏紧，以免漏糖

❾ 把收口处的面按平，轻轻擀成牛舌状的饼，特别轻地擀压，压紧饼就不容易鼓起来了

❿ 蜂蜜用水稀释，在饼上刷一层蜂蜜水，撒上芝麻更香

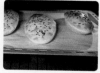
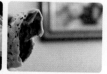

⓫ 烤箱230℃预热，放中上层烤 10～12 分钟，小饼渐渐膨胀起来

⓬ 焦黄的小饼做好，掰开里面是空心的

食育 TIPS

烧饼在烤箱中迅速鼓起来，晨曦觉得很好玩，问我这是为什么？我们回顾制作过程的关键点，饼里面要包馅儿，包严不能漏，擀饼时不能把饼压紧。面是用水和的，烘烤高温水会变成水蒸气，水蒸气在饼中间跑不出去，就把小饼撑得鼓鼓的。不知不觉，我们上了一节科学课。

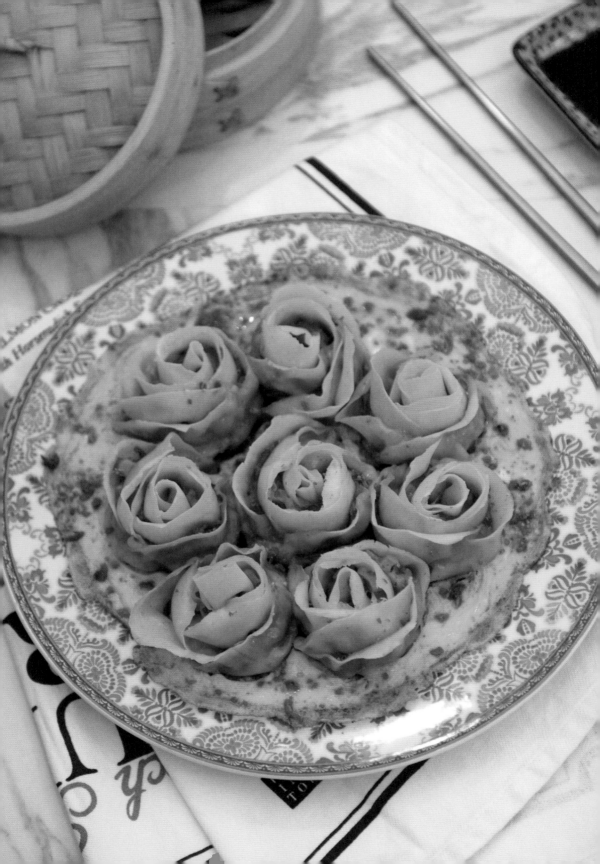

玫瑰花煎饺

做法

食材

猪肉馅 250 克　　蚝油 10 克

饺子皮 32 张　　香油 20 克

大葱 100 克　　盐适量

生姜 20 克　　十三香适量

鸡蛋 3 个　　花椒水适量

玉米粒 50 克

干枸杞 5 克

生抽 20 克

老抽 10 克

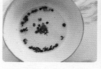
❶ 开水泡花椒，制作一小碗花椒水放凉备用

❷ 大葱切碎，姜切末，放入猪肉馅儿中

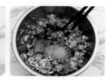
❸ 加入 1 个鸡蛋、生抽、老抽、蚝油、十三香搅拌均匀

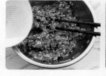
❹ 慢慢加入花椒水调整馅的黏稠度，每次加入都要用筷子朝着一个方向转圈搅拌

❺ 加入玉米粒搅拌均匀

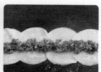
❻ 4 张饺子依次叠着放好，中间放肉馅

❼ 对折后从一端卷起

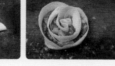
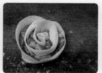
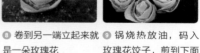
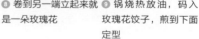
❽ 卷到另一端立起来就是一朵玫瑰花

❾ 锅烧热放油，码入玫瑰花饺子，煎到下面定型

❿ 倒入半碗水，盖上锅盖小火焖到水干

⓫ 碗中打散 2 颗鸡蛋，撒一点盐

⓬ 饺子煎好倒入鸡蛋液，盖锅盖焖到蛋液凝固即可，撒一把切碎的干枸杞点缀一下

食育 TIPS

这份玫瑰花煎饺好看也好吃，小朋友特别喜欢，很像升级版的肉龙。用现成的饺子皮制作，可以省时间，加了鸡蛋增加营养，一份煎饺就是一份完美的早餐。

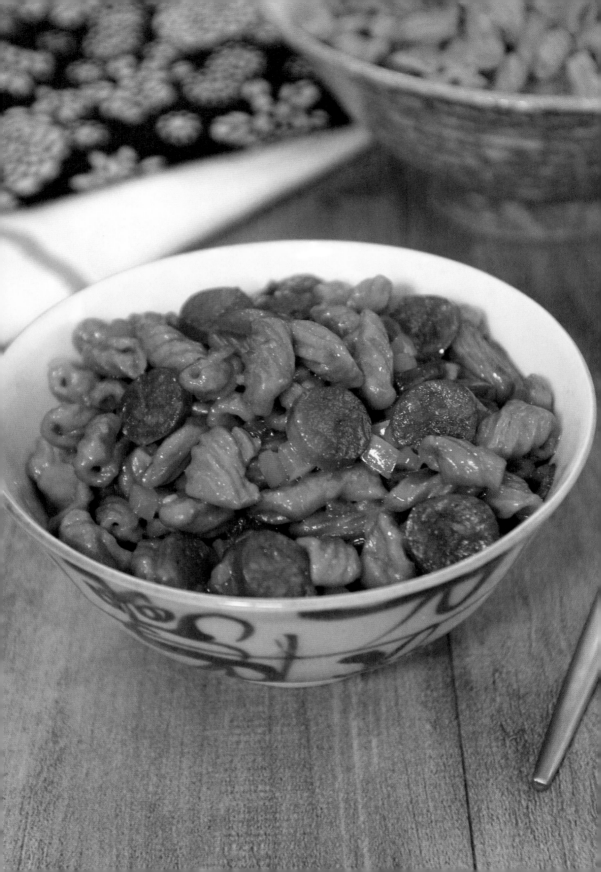

猫耳朵

食材

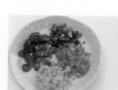
做法

菠菜 50 克　　　生抽 10 克

面粉 220 克　　　盐适量

彩椒适量

腊肠 2 根

葱、姜适量

油 15 克

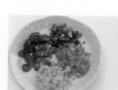
① 彩椒切丁，腊肠切片

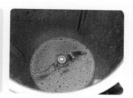
② 菠菜加水，用料理机打成汁

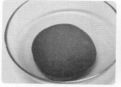
③ 面粉中慢慢加入 100 克菠菜汁和成柔软的面团

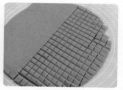
④ 面团醒 10 分钟，擀成圆形厚片，用刀切成小方块

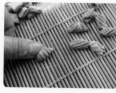
⑤ 在竹帘上用拇指按搓小面块，变成弯曲有花纹的猫耳朵

⑥ 搓好的猫耳朵吃不完可以冷冻起来

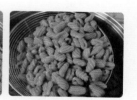
⑦ 猫耳朵放入开水中煮熟

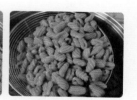
⑧ 煮好捞出淋干水分

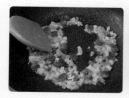
⑨ 起锅烧热油，葱姜炝锅，放入腊肠和彩椒

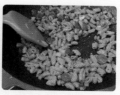
⑩ 放入猫耳朵翻炒，加生抽、盐调味即可

食育 TIPS

　　猫耳朵是我们家常吃的一种面食，山西人喜欢炒着吃，卷着的"耳朵"里裹着汤汁，有滋有味。陕西也有类似的面食，他们叫麻食，是和蔬菜一起烩着吃。意大利有种贝壳面和猫耳朵极相似，可见对食物的喜好和追求是不分国界的。

第三章 | 饮食进化史　　85

第四章：
从餐桌游世界，探索有趣的饮食文化

✤

如果想和孩子聊历史，可以先从聊美食开始；如果想和孩子聊地理，也先从聊美食开始。食物真是绝佳的开场白，它可以成为开启古今中外各种话题的引子。

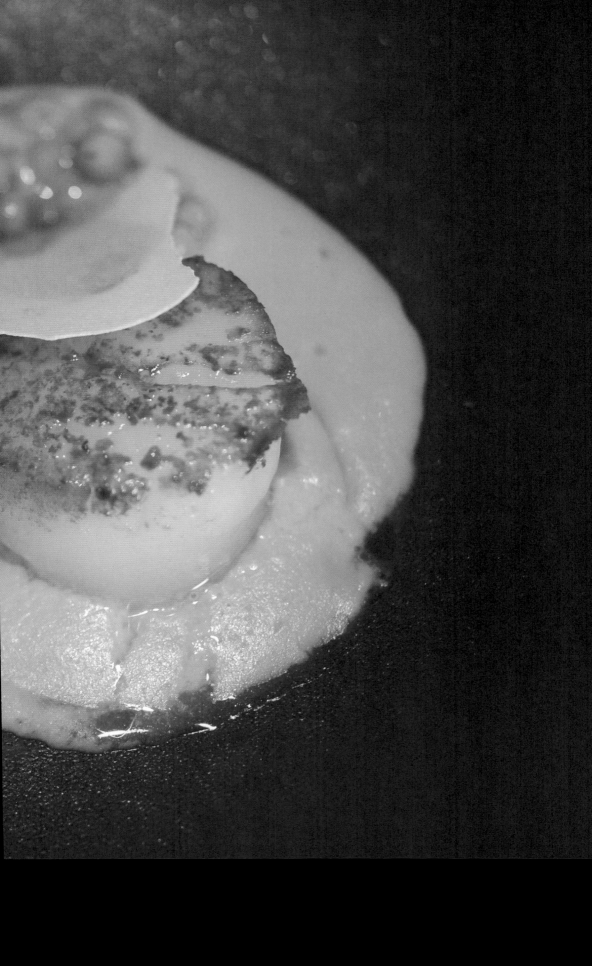

✤ 筷子与刀叉 ✤

~~~~~~~~~

我是左撇子，小时候跳皮筋也是，吃饭写字也想用左手，但被家里管过来了，现在左手还是比右手劲儿大。晨曦没有左撇子的倾向，就算他俩想用左手吃饭、写字，我大概也不会纠正，顺其自然多好。和朋友一起吃饭，碰见左手拿筷子的人，他们非但不觉得麻烦，还有一些羡慕。不知道是家长刻意保护，还是孩子从小固执不肯改变，总之是顺应了自己的习惯。一个人吃饭愿意用左手还是右手，本来无须限制，但因为吃中餐用筷子，如果方向不同，聚餐的时候手碰手、筷子碰筷子，会比较麻烦。我注意到国外用左手写字的人比例很高，或许用刀叉吃饭两只手同时忙活，所以没有这种不便的顾虑吧。

吃饭的餐具中外有别，中国人用筷子，外国人用刀叉，但追溯历史人类都是从用手抓饭开始慢慢进化到使用餐具。如今养育孩子依然会遇到"手抓饭"阶段，坚持喂孩子还是放手让孩子自己抓食物吃，也是妈妈们要做选择的事。

我记得晨曦小时候第一次抓起食物成功放进嘴里的样子，他们对食物的好奇、警惕、味蕾对滋味的判断、惊喜，还有不依靠父母独立觅食的满足感，一一呈现在小脸上，表情丰富有趣。这是孩子对食物的探索，也是他们迈向独立的试探。孩子有一个阶段需要练习手抓食物，给他一些用大拇指和食指可以抓取的食物练习，能帮助孩子尽快使用工具吃饭。用手抓食物是很正常的事，也是人类的天性，能用手抓着吃为什么还要使用更难的工具？选择最简单的方式达到自己的目的，这是人性，孩子也不例外。

和人类的历史相比，餐具的历史要晚得多，中国的筷子有 3000 多年历史，叉子的使用在欧洲的中世纪才开始。餐叉的发明被认为是西方饮食进入文明时代的标志。以前的人吃意大利面时手指蘸满汤汁，吃完还意犹未尽地把蘸着汁水的指头舔净。中世纪一些上层社会的人觉得这种吃相不雅，绞尽脑汁发明了餐叉，用叉子把意大利面卷起来送入口中。但叉子传入英国后被宗教人士反对，他们认为食物是上帝的恩赐，用手抓食物才是对恩赐的尊重，用餐具接触食物则是对上帝的傲慢无礼和侮辱。德国的一个传教士将叉子斥为"魔鬼的奢侈品"，他说"如果上帝要我们用这种工具，他就不会给我们手指了"。

我们中国人用筷子吃饭，一只手控制两根细棍儿，这个难度比用刀叉更大。在使用筷子的时候，讲究两根筷子配合和协调。一根动，一根不动，才能夹得稳；两根都动，或者两根都不动，就夹不住。中国的筷子历史悠久，《韩非子·喻老》载："纣为象箸而箕子怖。"说商纣王奢侈无度用象牙制作筷子，大臣箕子觉得忧虑。看得出筷子的材质是权势的象征，而筷子的用法和礼仪也同样重要。

我从小就被父母教育要如何拿筷子，不能交叉拿，不能跷起小拇指。家里的长辈在饭桌上也会不断提醒什么是不可以的：不可以用筷子敲打碗碟，不可以用筷子在盘子里挑挑拣拣，不可以用筷子指别人，不可以用牙咬筷子，不可以把筷子插在米饭中……长辈并不会仔细解释为什么不行，这些就是约定俗成的规矩，吃饭有样子是父母对我的基本要求。

现在的孩子比我小时候有想法、有主意，我在餐桌上提醒晨曦什么是不行的，他们总会先问为什么。当了妈妈才开始翻出记忆中未解的疑惑，研究每个规矩背后的故事。

晨曦刚接触筷子时觉得这两根棍子好玩，跟敲鼓的棍儿似的，敲碗碟发出叮叮当当的声音，过瘾！这种行为一开始就被制止，这样影响吃饭，也会打扰别人。等晨曦大点就给他们讲原因，古时候乞讨的人会用筷子敲碗敲杯子，长辈都希望孩子出息，不允许做这样的动作，如果在饭店里吃饭这样做也等于是对厨师的不敬。或许有人会觉得老规矩是陈规陋习，但我觉得这也是"教养"的体现。

文明的传承在于去芜存菁，这不仅仅在于科技的进步，还包括了人文礼仪的提升。在这里，筷子也不再仅仅是筷子，它还凝结了我们中华民族数千年来深厚的文化底蕴和历史积淀，承载了许多中国的传统文化，我们的修养、我们的礼仪无不体现在其中。

<h1 style="text-align: center;">❖ 野餐很快乐 ❖</h1>

这是一份带娃野餐攻略，天气好的时候你可能用得到。

　　每当春暖花开的春天或是秋高气爽的秋天来临，就有妈妈们跟我要野餐食谱。周末不用去商场或游乐园遛娃了，到户外走走呼吸大自然的新鲜空气。远眺高山田园，在草地上野餐是多么惬意的事。孩子们在大自然中奔跑，眺望远处对视力有好处，能远离电子产品更有利于身心健康。父母们不想放过春秋任何一个好天气，喜欢创造条件出去野餐！

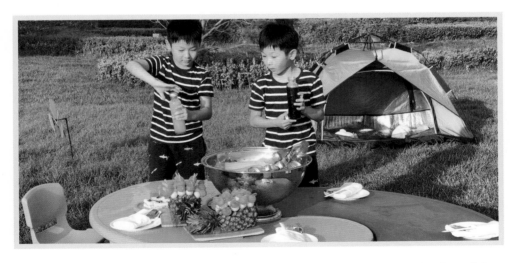

　　2020 年，突如其来的新冠疫情把生活完全局限在家里。我用下厨打发时间，准备一日三餐，给晨曦做各种小点心当下午茶。我觉得在疫情面前自己什么也做不了，唯有行事如常，好好吃饭好好睡觉。孩子们在家里可憋坏了，正是七八岁精力充沛无处释放的

时期，让他俩关在家里不出门确实难受。有时我会带他们去城郊的森林公园走走。第一次在外面摘下口罩，吹着凛冽的北风，呼吸一口新鲜空气，一种从未有过的幸福感油然而生。空气中有丝丝甜味，有暖阳的味道，有松树的香气，习以为常的自由呼吸此刻是奢侈、幸福的。

在国家强有力的控制下疫情逐渐平息，4月春回大地，我们可以去逛公园了。这一年的春天格外美好，城市中有草坪的公园都很热闹。草地上铺着颜色各异的野餐垫，大家带着自制食物贪婪地享受户外的美好。于是这个春天我搞了好几次野餐，有一次粉色主题的野餐还被杂志采访报道，但报道的角度并不友好，似乎在冷眼指责野餐耗时耗力，是件看似光鲜实则辛苦无用的事。我非常不同意这个看法，就像养孩子，外人只是看着温馨幸福，实则每一家都在辛苦付出。但养孩子的乐趣和成就感，只有付出才有体会，绝对是值得的。城市野餐要的是一份闲适的心情，带孩子野餐要的是更好的陪伴，野餐比起旅行省心太多了，一块餐垫、一点食物足矣。

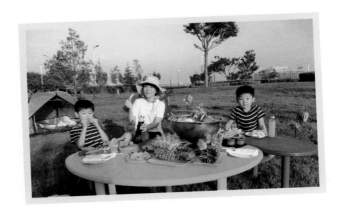

妈妈们组织的野餐如果为了拍出美照，要在野餐道具上花点工夫。带孩子去野餐主要是陪伴，要给孩子准备好吃的、好玩的，尤其在户外吃东西，食物的方便性、安全性很重要。下面总结一个野餐攻略，里面的东西可以丰俭由人，哪怕只是买点食物坐在长椅上吃，也会有野餐的惬意。我就曾带着晨曦在加油站的便利店买了吃的喝的，然后去公园找一个长椅，一边坐着晒太阳，一边吃平时不允许吃的零食。那种放松和满足胜过一顿豪华大餐。

野餐攻略：

—

妈妈们想拍美美的照片，可以先为野餐定个主题色。我曾选了粉色主题，准备物品时有个参考，尽量都是同色系，连食物都是粉色的，搭配出来特别上镜。

带孩子去野餐更要注意食物的卫生安全，买好存放易携带的食物，自己做的食物切记要包装好，水果蔬菜提前清洗干净，避免带容易放坏的食物。

基本物品：

—

野餐垫、刀叉、杯碟、酒精湿巾、纸巾、垃圾袋、防晒霜、草帽、防虫喷雾、创可贴、太阳伞、拉东西的小车

拍照道具参考：

—

小帐篷、野餐篮、地面气球、卡通装饰气球、蓝牙音箱、鲜花或干花、书报

儿童用品参考：

—

风筝、玩具、挖沙工具、儿童椅、小毯子

食物准备：

—

野餐可以准备两类食物，一种是冷食的，直接使用。一种是热食，需要保温或者简单加工一下。孩子小的话需要准备些热食，放在保温饭盒或者焖烧杯中，注意温度别太高以免在野外碰洒烫到人。冷食如果是自己做的，要用保鲜膜、保鲜盒包好，食品安全最重要。还有食物不要准备太多，切勿浪费。

主食参考：

——

三明治、饭团寿司、拉法卷、沙拉、炸鸡、香肠、法棍、牛角包、吐司片、玉米、红薯、南瓜

零食参考：

——

碧根果、巴旦木、红枣、葡萄干、蔬果干、牛肉干、鱼片，干果最适合当零食，尽量选没有皮的干果，也好收拾。

水果参考：

——

香蕉、橘子、火龙果、苹果、葡萄，选带皮的、硬实不容易碰坏的水果。水果尽量不要切好装盒里，因为在高温天气切好的水果很容易变质，除非能冷藏保存。

饮品参考：

——

水、茶、盒装牛奶，也可以带百香果、蜂蜜，自制百香果饮品。或用紫甘蓝、柠檬、冰糖粉榨汁过滤，颜色是粉红色的，相当好看。

野餐地选择注意事项：

——

1. 城市公园要先询问是否可以野餐，有些地方可以铺垫子但不可以扎帐篷

2. 郊野公园要找停车近的地方，否则拿着东西带着娃走太远不合适

3. 找开阔、视野好的地方，方便照看孩子，千万别让孩子离开你的视线

4. 避免扎堆，找人少的地方，拍照好看，也安全

5. 特别注意，一定要了解厕所的位置，最好离得不要太远

✤ 旅行中的厨房 ✤

~~~~~~~~

　　家庭旅行是我生活中特别重要的部分，我和晨曦爸爸都是喜欢出去玩的人，没有晨曦的时候我俩每年都去旅行。有了孩子之后，两人的浪漫之旅就变成拖家带口的家庭旅行，但两种旅行各有各的滋味，都不能缺少。

　　旅行时我喜欢住有厨房的酒店，逛当地菜场超市，买没见过的食材和特色食物，回住处自己做饭。就像朋友曾写过一本书叫《从餐桌到餐桌》，每一段旅途不应是一路狂奔，吃是主题之一，也是必备，还可以把沿途美食复制到家庭餐桌上。到一个陌生的地方，像生活在那里的人一样，买菜做饭，真正体会生活在别处的样子。

　　晨曦3岁多时，我们有过一次大胆的集体旅行，带着孩子、爷爷奶奶、姥姥姥爷，一行8人去巴厘岛度假。两个孩子3岁半，四位老人都快70岁了，一路转机飞行十几个小时，我就是那个提心吊胆的团长。

　　一出发就遇到5个小时的飞机延误，在机场睡了一夜，然后错过转机航班，又丢了行李。还记得晨曦哥俩光着屁股在游泳池玩耍，因为装游泳衣的行李2天后才到。但一切不愉快在入住海边度假别墅那一刻都被治愈了，8口人去海岛旅行租一栋别墅是很划算的，3个卧室，一间超大客厅和一个厨具完备的厨房。

　　厨房设备十分齐全，打开冰箱看到酒店提前准备好的冰毛巾和自制冷饮，一路疲惫随凉爽的触感和口感瞬间消散。无论在哪儿，胃舒服了人就会舒服。我立马去超市采购，买当地盛产的蔬果、小吃和啤酒，回住处自己动手给大家做晚餐。煎牛肉饼做汉堡包，煎香肠和大虾，玉米很甜直接煮熟，蘑菇很鲜做个汤，芦笋用黄油煎，餐后有热带水果和玉米片。

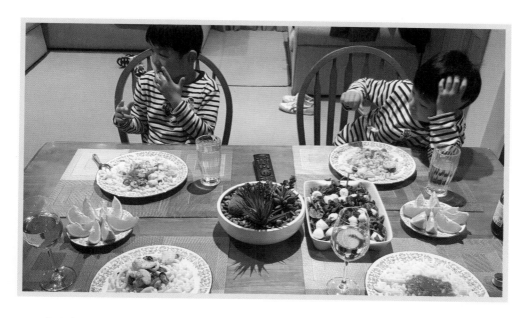

老人们很喜欢像在家一样吃饭，自己做的食物可口，也更经济实惠。孩子们吃饱就可以休息。别墅的厨房让我们一家 8 口人没有身在异乡的不安感，很快融入愉快的旅行当中。

晨曦 5 岁多时，眼看就要上小学了，上学后能远行的时间只剩寒暑假，趁着还没上学时间自由，我策划了一次澳大利亚自驾游。11 天 10 晚从墨尔本的大洋路到塔斯马尼亚，再到悉尼，一路上 5 趟飞行，2 地自驾，我做了 30 多页的行程计划书。除了在悉尼预订的是星级酒店，其他地方都订的是有厨房的酒店公寓或当地民宿。

在塔斯马尼亚，我们住在河边一栋独立的小房子里，推开厨房的门就是河边，河岸对面是霍巴特璀璨的灯火。傍晚我在厨房做饭，抬头看窗外孩子们正和爸爸在草地上喂小鸟，耳边只有孩子们的笑声和大自然的虫鸣鸟叫。

我做了一顿海鲜晚餐,超市买的龙虾尾特别便宜,和大虾、鱼块一起烤熟,煮意大利面,拌马苏里拉奶酪沙拉,沙拉里少不了一粒牛油果。澳洲的牛油果肉是淡黄色的,像芝士一样润滑。我们刚到悉尼转机时在机场吃快餐,子晨就对自己三明治中的黄色食物很好奇,他问我这是什么,我当时回答是芝士片。子晨不同意我的说法,自己又吃又琢磨,突然他开心地说:"妈妈,这个是牛油果。"当我在超市买到牛油果回去切开就懂了,这里的牛油果都是淡黄色的果肉,味道好极了,以前并不爱吃牛油果的弟弟都爱上了它。

旅行中除了看风景逛名胜,吃当地的食物是感受风土人情最直接的方式。带孩子逛不同城市的菜市场是我们旅行中的重要行程。我们总会发现应季的、独特的食材,即便同一种食物在不同地方可能味道也不一样。刚好我们旅行中的住处有厨房,我就会买喜欢的食材自己回去烹煮,有时候是为了尝鲜,有时候是为了让自己吃得舒服。总之,旅行中吃什么自己做主是锦上添花的美事,也给旅行带来不少乐趣和回忆。带学龄前的孩子去旅行,我会在风景和人文之间优选风景,比如说 5 岁多的晨曦,他们对时间、行程、景点都不关心,只想出去玩感受这个世界。用味蕾去感受世界,味道带来的记忆更让人难忘。有时候我们聊起曾经的旅行很多片段都是和吃喝有关的,翻看一家人出行的合影,最爱的一张就是我们一家 8 口人坐在度假别墅的餐桌上,高举双手欢庆海鲜大餐那一张。日子滚滚向前,记忆越磨越淡,只有味道历久弥新,所以说妈妈做的饭菜味道总被时间发酵得无处不在,又难以复制。

★学食育知识
★看烹饪视频
★查儿童食谱
★玩转吃货圈
[⊞]微信扫码

❧ 不一样的风格，同样的美味 ❧

～～～～～

没养孩子的时候觉得生活波澜不惊、简单平静，却因少了风浪涟漪，显得平淡无奇。有了孩子之后这种忧伤不复存在了，生活的基调变得热火朝天，于是陷入另一种疲惫和乏味中，工作并照顾一家人的生活琐事，几乎占据了所有时间。清闲的时候不想虚度时光，忙碌的时候不想没有方向，所以总在寻找突围的方式。每个人在自己的围城中挣扎，想让生活过得有滋有味就得花点心思，主动经营生活而不是被生活所困。

日子就是三个饱一个倒，这是老人家常说的俗理儿。一日三餐在生活里占了很大部分，幸福的家庭总是相似的，这样的家庭往往有个幸福的家庭餐桌。家庭餐桌不仅仅是在家做饭吃饭，还可以延伸到出门聚餐、旅行，只要和家人一起用餐就是我理解中的家庭餐桌。掌控了家庭餐桌就约等于掌控了生活。

从晨曦五六个月开始，我们每周有一个家庭团建日，一般是在周末，找一家喜欢的餐厅一家人吃顿饭。最初孩子们还小不能吃外面的食物，家庭团建主要带父母散散心。老人平日帮着带孩子哪儿都不能去，周末带他们出去吃点不一样的，换换环境和口味。后来周末聚餐成为家庭例行公事，一直保留下来。刚开始选餐厅偏好老人们的口味，也会带他们尝尝西餐。后来孩子们大了，会刻意选一些儿童餐厅。等晨曦上了幼儿园、小学，公婆和我们一起出门吃饭的次数就少了。因为孩子上学后老人时间多了，他们还是愿意自己做饭吃，周末也想在家安静地歇歇，家庭团建就变成我们一家4口的美食探险。每当一些特殊的日子，或者姥姥姥爷来北京，我们一大家人才浩浩荡荡出去聚餐。

我们4口人选择餐厅目标很明确，要体会不一样的美食，各种菜系、各国美食，用味蕾感受世界。虽然我是一个会做饭也喜欢做饭的妈妈，但为了做一道异域美食采购一堆不常用的食材、调味品，不经济又浪费。不如找一家地道的餐厅，无论从环境、氛围、餐具、食物，全部是有主题或特别设计的，这种浸入式的体验在不能远行时更重要。食物和氛围缩短了我们和异域世界的距离。

有一次我们去吃比萨，这家餐厅的比萨和我们平时爱吃的不一样，它不是现烤的圆形比萨，而是在橱窗里放了很多烤好的、被切成小块的比萨。每块上的食物也不一样，有素食的、番茄奶酪的、蘑菇的、火腿片的……我跟指着墙上的地图说，今天吃的是罗马比萨。墙上悬挂着一个意大利地图，斑驳的牛皮纸色带着时光的味道。

我们就在等食物的工夫聊起来，我讲起在罗马街头看见切块比萨时的兴奋，那么多五颜六色铺满食材的比萨太吸引人了。这种薄底酥脆的比萨很便于携带和存放，再次加热也能保持风味。而我们平时吃的那种软底的比萨源自意大利那不勒斯，传统的烤炉内部温度能达到450℃，60～90秒烤好一张比萨。晨曦见过那种烤比萨的炉子，从洞口能隐约能看到火苗，厨师用一个很长的铲子把比萨送进烤炉里。这让他俩印象深刻，于是当他们第一次看到老北京的果木烤鸭炉时还以为是烤比萨的，当看到里面吊着几只油亮亮圆鼓鼓的鸭子，简直惊呆了。烤鸭是这样做出来的？和意大利的比萨饼类似。不同文化、不同风格，相似的技法和同样的美味，这些食物让我们用眼睛和味蕾就能感受世界。

晨曦不爱吃辣，我经常劝他俩要尝试一点，否则会错过很多美味。有一次去吃墨西哥菜，他们因刚刚看过电影《寻梦环游记》，对墨西哥的传统和食物很感兴趣。我找了一家地道的墨西哥餐厅，餐厅里有很多着色浓烈、色彩斑斓的画，和动画片电影里的风格很像。墨西哥的食物也是热情的颜色，红色的辣椒、绿色的牛油果、黄色的玉米片，大部分食物都有辣味。为了解辣，我给他俩点了两杯椰子味的冰饮，鼓励他们尝试一下微微辣的奶酪饼，他俩真是不能吃辣，告诉我嘴巴像在喷火。但还是勉强吃了一块奶酪饼，又吃了很多玉米片和番茄莎莎。回家路上我们一起听电影中的歌曲《REMEMBER ME》，"请记住我，我们的旋律不会停息，我也因为你的爱而存在，请记住我。"我们还沉静在电影中墨西哥亡灵节的感伤和温暖中，享受和家人在一起的美妙时光。

看过一个英国广播公司（BBC）的纪录片，分别采访了几个有孩子的家庭，先采访父母们，问："你们最想和谁一起吃饭？"父母们说出的是某个明星或者崇拜的名人。再问他们的孩子最想和谁一起吃饭，孩子们几乎回答都是家人、爸爸妈妈。监视器后面的父母们惊呆了，没想到自己对于孩子来说那么重要。孩子最想和自己的家人待在一起，吃一日三餐。这是多么单纯而美好的愿望啊！

✿

分享食单：能量肉食

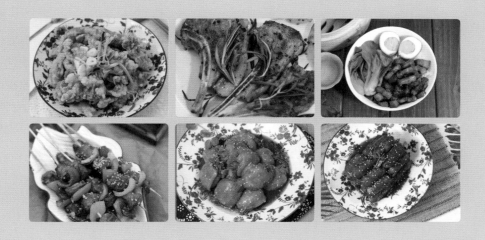

锅包肉	迷迭香煎羊排	卤肉饭
烤箱版羊肉串	鸡翅包金针菇	肥牛芝士年糕

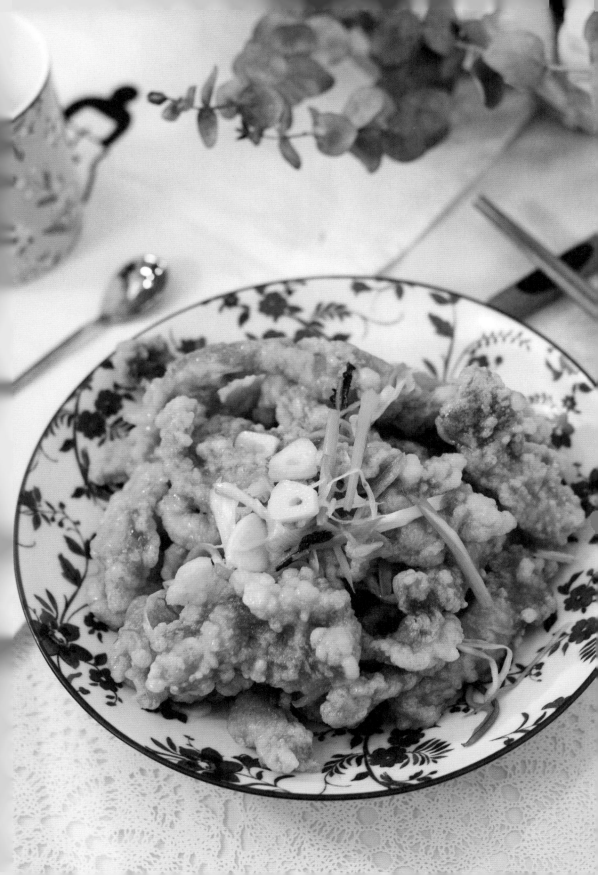

锅包肉

食材

猪里脊肉 400 克　白醋 60 克

土豆淀粉 200 克　蒜 2 瓣

胡萝卜 1/4 根　盐适量

香菜适量　油 500 毫升（炸肉用）

大葱适量

白糖 50 克　料酒适量

做法

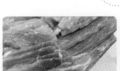
❶ 猪里脊肉切片，顶刀切，和切牛肉片一样。2～3毫米厚，切好用刀背拍一拍

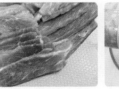
❷ 肉片上撒盐，腌制 10 分钟

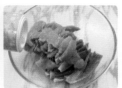
❸ 土豆淀粉倒入盆中，加凉水调糊，加一点点油。水别放多，一点一点加，用手抓淀粉让它和水慢慢融合，调好的状态是淀粉糊用手抓很费力，很黏稠，抓起来能缓缓流下

❹ 腌制好的肉放入淀粉糊中，用手抓匀，让肉片充分裹上淀粉糊。肉片上的淀粉不会往下淌的状态就可以了

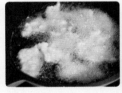
❺ 锅内放油，用筷子试试油温，筷子放油中周围有小泡泡，就可以放肉片了。要一片一片放，别让它们粘在一起

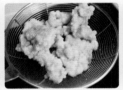
❻ 炸的时候开小火，保持肉飘在油面上，如果肉沉底了，就把火调大。这是第一次炸，肉片炸到变黄色就捞出

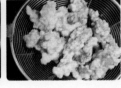
❼ 所有肉片第一次炸完，把火开大让油温提高。这一次要炸得迅速，肉片进油锅，冒大泡泡，颜色变成焦黄色捞出

❽ 蒜、香菜、胡萝卜、大葱切好备用

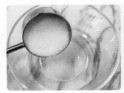
❾ 白糖、白醋，再加一点料酒调成汁

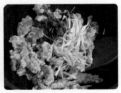
❿ 锅底放油，把调味汁倒入，加热浓稠。倒入肉块和配菜，迅速翻炒挂汁，盛出

食育 TIPS

锅包肉是酸甜口的，餐厅做要放一大勺的白糖，在家做可以减量。这道菜是我小时候的幸福回忆，家里谁锅包肉做得好谁就是我心中的大厨。晨曦每次吃锅包肉都像过年一样开心，我也是他们心中的大厨。

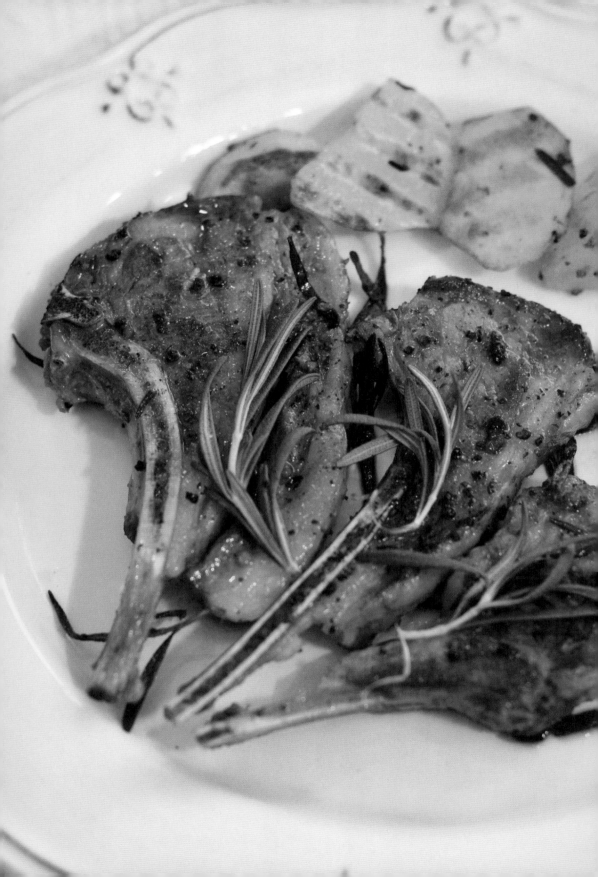

迷迭香煎羊排

食材

羊排 3 根
柠檬海盐适量
黑胡椒适量
迷迭香适量
橄榄油 20 克
土豆 1 个

食育
TIPS

草饲羊肉味道清香温和，含有优质的蛋白质，富含 B 族维生素、铁、锌等微量元素。好羊肉中 ω-3 脂肪酸含量也较高。法式羊排好吃不贵也容易烹饪，迷迭香带给羊肉清新的味道。肉的品质是关键。让孩子从一开始就吃对食物，爱上食物。

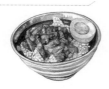

做法

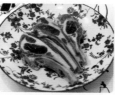
❶ 羊排用厨房纸吸干血水

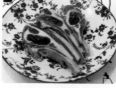
❷ 在羊排上撒上柠檬海盐、黑胡椒，多放点新鲜迷迭香

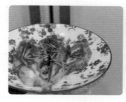
❸ 盖上保鲜膜，放冰箱冷藏腌制 4 小时以上

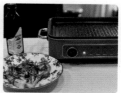
❹ 煎锅烧热刷一层橄榄油

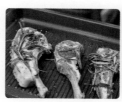
❺ 放入羊排，一面煎 3 分钟

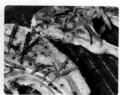
❻ 再翻面煎 2～3 分钟

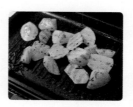
❼ 锅里剩了一些油，别浪费，土豆切块煎到金黄，搭配羊排吃相当美味

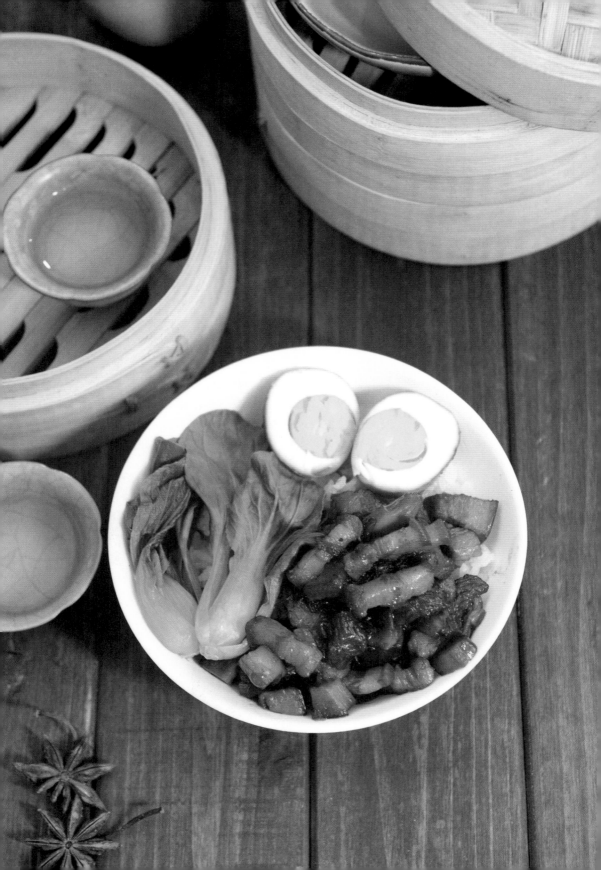

✳ 卤肉饭

食材

五花肉 400 克　红烧酱油 20 克

洋葱 1 个

鸡蛋 5 个　冰糖 20 克

香菇 10 颗　食用油 20 克

姜 2 片　盐适量

八角 1 个

花椒 10 粒

香叶 2～3 片

料酒 20 克

生抽 50 克

做法

❶ 洋葱、香菇洗净切丁

❷ 鸡蛋煮熟剥皮备用

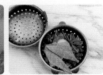

❸ 八角、花椒、香叶装进香料盒

❹ 五花肉切丁

❺ 肉丁冷水下锅，加点姜片和料酒，水开后焯 1 分钟捞出

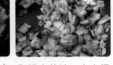

❻ 锅中放油，小火慢慢煸炒洋葱变成洋葱酥

❼ 捞出洋葱酥，用炒洋葱的油炒五花肉，肉丁炒到微黄，流出多余的油脂

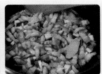

❽ 加入香菇丁继续炒，炒到香菇变软

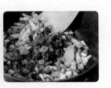

❾ 加入洋葱酥翻炒均匀

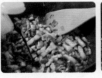

❿ 加生抽、红烧酱油、冰糖，翻炒均匀

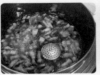

⓫ 加温水没过肉，放入调料盒，小火炖 1 个小时

⓬ 提前 15 分钟把鸡蛋丢进去同煮，出锅前试试口味再选择加不加盐

食育 TIPS

怕孩子吃得太油腻，自己做卤肉饭就选择略瘦的五花肉，卤汁也做得清淡一点。加足够的洋葱、香菇平衡口感和营养。一定要配一点青菜搭配吃，用大碗分餐，一人一份，避免孩子挑食不吃青菜。

第四章 ｜ 从餐桌游世界，探索有趣的饮食文化　　105

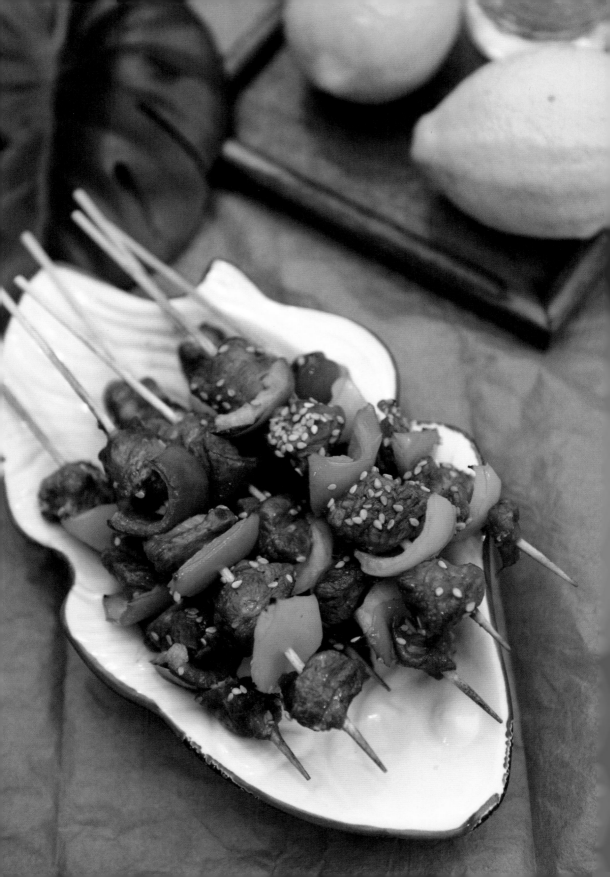

烤箱版羊肉串 *

食材

羊肉 400 克	白芝麻适量
洋葱半个	蛋清 1 个
生抽 10 克	彩椒适量
黄酒 10 克	盐适量
油 15 克	
孜然粉 5 克	

食育 TIPS

　　给孩子做饭要常换形式，让他们对餐桌充满期待。羊肉和蔬菜交替串起来，烘烤的香气已足够诱惑，用手抓着就更香。撸串这事儿还是在家保险，路边摊的羊肉串大人可以自己去体验，就不要带孩子去了。

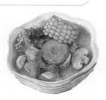

🛎 做法

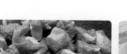

❶ 羊肉切小块

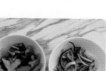

❷ 彩椒切块，洋葱切丝

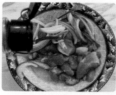

❸ 羊肉中放洋葱丝、生抽、黄酒、孜然粉、蛋清、盐、油，拌均匀

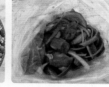

❹ 将拌好的羊肉放进保鲜袋中，再腌制 4 个小时

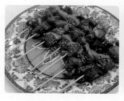

❺ 竹签提前泡水洗净，把腌好的羊肉块和彩椒串上，一块肉一块彩椒

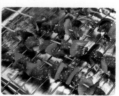

❻ 烤盘铺上锡纸，烤网上放羊肉串

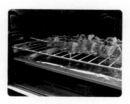

❼ 烤箱提前预热，250℃，下层放烤盘中层放烤网，烤 10 分钟，取出撒上白芝麻再烤 5 分钟即可。喜欢吃辣还可以放辣椒粉

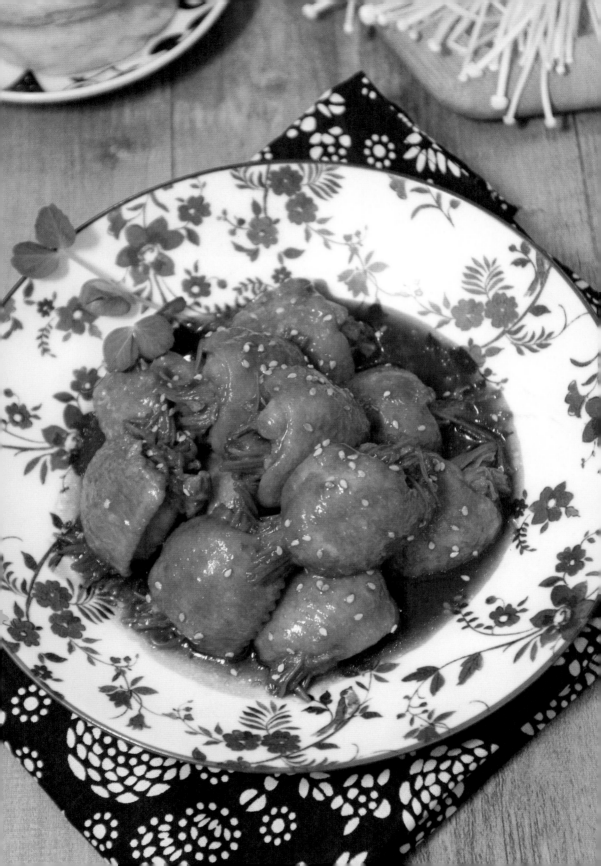

鸡翅包金针菇

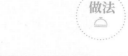

鸡翅 12 个	蚝油 10 克
金针菇 100 克	白糖 8 克
姜 2 片	可乐 50 毫升
料酒 25 克	盐少许
生抽 15 克	油适量
老抽 10 克	熟芝麻适量（可免）

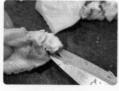
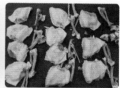

❶ 鸡翅用剪刀剪开骨头和肉的相连处，慢慢拉出骨头

❷ 鸡翅取出骨头

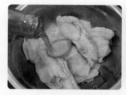
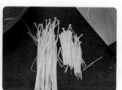

❸ 鸡翅用料酒和姜片腌制 1 小时

❹ 金针菇洗净沥干，切成两段

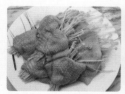
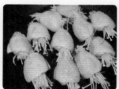
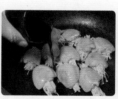
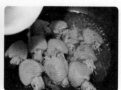

❺ 把金针菇塞进鸡翅中，尽量塞满

❻ 锅烧热放油，放入鸡翅开始煎

❼ 煎到两面焦黄，把生抽、老抽、蚝油、白糖和可乐一起调的汁倒入锅中

❽ 再加半碗水，小火炖 20 分钟

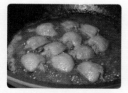

❾ 汤汁浓稠裹住鸡翅即可出锅，撒点熟芝麻更好吃

食育 TIPS

这道菜创意很好，让孩子吃肉的同时也可以吃到蘑菇，去骨的鸡翅吃着很过瘾。但我却受挫了。菜端上桌晨曦问为什么鸡翅这么小？我解释说因为去掉骨头塞进了蘑菇。晨曦停顿片刻说："妈妈，你为什么这么做呢，你是吃饱了撑的吗？"童言无忌，忍着不发火，告诉他们用词不当，要体谅妈妈做饭辛苦不能这么说话。等我讲完，鸡翅和蘑菇都被他俩吃光了。

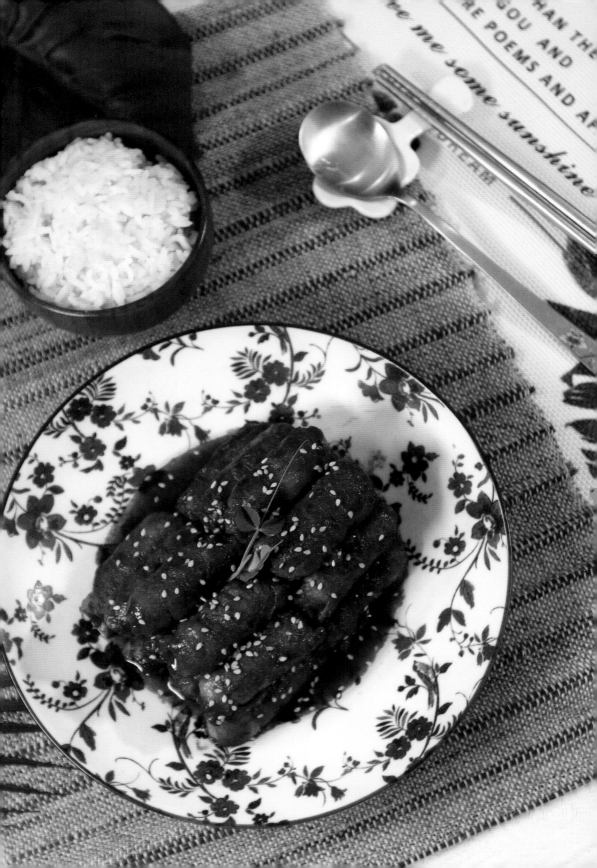

❋
肥牛芝士年糕

做法
🍽

食材
🍲

肥牛片 200 克	砂糖 15 克
芝士年糕 180 克	白芝麻适量
油 10 克	
生抽 8 克	
老抽 3 克	
蚝油 5 克	

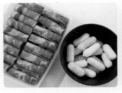

❶ 食材提前解冻，肥牛片不要化太软，能用手打开就行

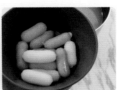

❷ 芝士年糕放开水中煮 2 分钟至软，捞出沥干水分备用

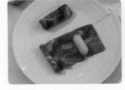

❸ 肥牛片轻轻展开，一端放年糕卷起来

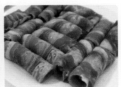

❹ 卷好所有肥牛年糕卷备用

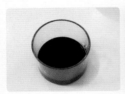

❺ 把生抽、老抽、蚝油、砂糖和约 30 毫升水和一起调成汁

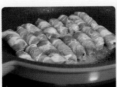

❻ 平底锅烧热放油，将年糕卷码放入锅内煎熟

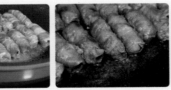

❼ 不断翻动肥牛卷，煎至两面变色

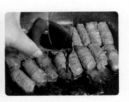

❽ 倒入调味汁，中火烧至汤汁基本收干

食育 TIPS

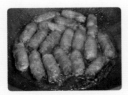

❾ 出锅装盘，撒上白芝麻就可以了

肥牛芝士年糕既是饭又是菜，给孩子准备一道就是一餐，也挺省事的。再配一碗蔬菜汤、一碟水果就完美了。芝士年糕有馅容易烫嘴，要提醒孩子在品尝美味前要耐心等待哦。

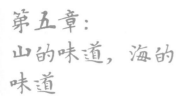

第五章：
山的味道，海的
味道

❋

　　家庭食育，很多时候像
是一场场内部战争——对孩
子喂养权的争夺，新旧喂养
方式的斗争，外出就餐和家庭
餐桌的博弈，自己的时间和
精力的较量……择食能力（选
择食物的能力）高低是影响
这场战争胜负的关键。择食
能力强了，全家受益。因此，
在食物超级丰富的当今社会，
我们当反思，我们家庭成员
的择食能力提高了吗？

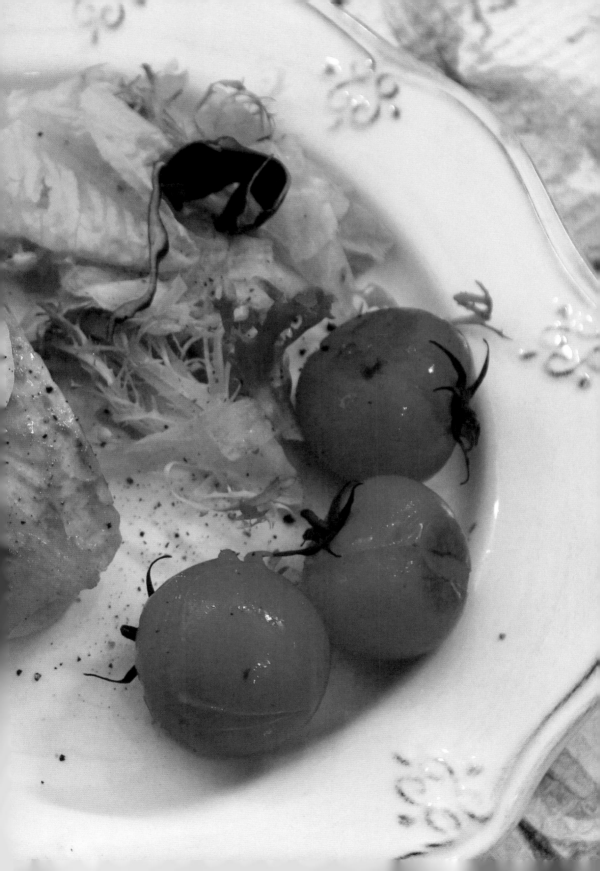

✤ 一起讨论食物中的热量 ✤

~~~~~~

　　我生晨曦兄弟俩那年 35 岁，是一位不折不扣的高龄高危产妇。怀孕 10 个月可谓步步惊心，从孕早期的先兆流产开始，先后经历了贫血、唐氏筛查高危、妊娠糖尿病、低血糖。孕后期因为妊娠糖尿病住院 2 个月。住院后开始通过饮食控制血糖，但没有效果，不得已注射胰岛素。胰岛素最初注射 2 个单位，一边注射一边抽血监控血糖。基本每周做一遍血糖跟踪，一天抽 7 次血，两个胳膊都是针眼。血糖不合格就调整胰岛素的用量，从 2 个单位加到 50 个单位，算算，挨了 100 多针。

　　孕期饮食严格控制，只吃医院的营养餐。每天最开心的就是加餐，上午半根黄瓜，下午一个番茄。我和同屋的姑娘每天攒纯净水瓶，想卖了换钱，偷偷在楼下小卖部买根冰棍。怀孕前不怎么想吃的东西，在孕期都是美味，每天晚上回忆好吃的食物，用这种方法哄自己入睡。

　　在极端饮食控制下，我营养状况良好，孩子们的体重长势喜人，肚子大得我已经不能躺下睡觉了。检测胎心的时候，医生在我肚皮上画了两个点，代表两个胎儿胎心的位置，这个位置不会变，因为两个胎儿已经挤得动弹不得。我也被勒令不准洗澡，怕摔倒太危险。孕 39 周的剖宫产很顺利，他俩的出生体重让医护人员大吃一惊，一个 3250 克、一个 3400 克。我像一个英雄母亲，孕育了两个和单胎一样健康强壮的小孩。而孕期的秘诀竟然是控制嘴巴，吃简单但搭配合理的平常食物。

　　不少人向我咨询孕期的饮食秘诀，如何生得一对这么大的双胞胎？我如实回答可能会让他们失望，其实主要归咎于身体的差异。身体也是你一口一口吃下的食物滋养出来的，先天因素占三成，后天饮食对身体的影响至少占七成。西方有句谚语，"You are what you eat（人如其食）"。就是说饮食可以反映和塑造一个人的身体，乃至性格。现代心理学研究发现，人的生理体验和心理状态有强烈的联系，例如开心的时候会笑，而微笑也会让人趋向于开心。这就是具身认知。

我们出生后从几千克长成 50 多千克，全靠食物的营养和热量，每一口吃下去的食物和身体的关系比我们认为的还重要。值得庆幸的是食物没有好坏之分，每种食物都含有对身体有益的营养素，但没有一种食物能提供人体所需要的全部营养素。就像鸡蛋，其蛋白质几乎能被人体全部吸收和利用，但其脂肪含量较高，而维生素 C 含量较少。如果多食鸡蛋，少食或不食其他食物，人体所需营养素就不能得到满足，久而久之会导致营养不良。食物本身没有好坏，关键在于如何选择和搭配。食物更无高低贵贱之别，价格是多种因素造成的，食物的营养价值差异并不受价格影响。家庭餐桌丰俭由人，吃得好不一定是吃得奢侈和昂贵。

在单纯的孩子眼中，世界往往是黑白分明的，他们喜欢用对错来判定事情，也喜欢用好坏来区分食物。但成人知道真实的世界并不是非黑即白，你选择用什么眼光和心态看待，它就是什么颜色。晨曦喜欢看我做饭，他们喜欢问这个食物有营养吗？对身体好吗？他们想了解食物和自身的关系。幼儿园的时候他们最喜欢看的一本书是《人体》，里面有神奇的身体内部构造。他们还喜欢读一个绘本叫《肚子里的小精灵》，这本书把食物消化的过程描写成小精灵的辛苦劳作，在胃里搅拌食糜，用火车送入小肠，小肠吸掉火车上的营养，废物排进厕所。

择食的能力也是一个人在成长过程中不断学习而获得的。我小时候生活在寒冷的北方，由于食材匮乏，所见所知的菜品非常有限。但我爸爸会做当时并不家常的咖喱牛肉，因为我爷爷以前在哈尔滨的俄式西餐厅工作过。咖喱这种洋气的食物在东北小城不是老百姓家里都会吃的，好多同学爱来我家就为了吃这道菜，同学们都喜欢我爸妈可能也和咖喱牛肉有关系。我虽然没见过爷爷，但他的见识滋养了我爸，还给我们留下来一些厨房的小物件，刻着 USA 字样的叉子、黄油刀、日本漆器点心盒，我对美食的兴趣可能就从那时就开始了。

✤ 远离垃圾食品 ✤

~~~~~~~~

晨曦兄弟俩5岁的一天，我带他们去舅舅家串门，在一楼等电梯的时候遇到一个推着童车的奶奶，车上坐着大概1岁多的小宝宝。宝宝胖乎乎的，特别可爱。晨曦主动和奶奶打招呼问好，然后一起进了电梯。哥哥开始和奶奶聊天，告诉奶奶要给小宝宝多吃点蔬菜水果，不要吃垃圾食品，垃圾食品都是添加剂会损失肌肉的，蔬菜水果里有维生素有营养。我觉得有些尴尬，也不知道如何打断他，电梯到10层我赶紧拉着他俩出来。我觉得这个场面有点尴尬，赶紧教育他俩说在公共场所尤其是密闭空间要保持安静啊。

小孩儿的模仿能力很强，我平时有意无意说的话他们都记着。看见车上胖乎乎的小孩儿就想起饮食的话题，让我既安慰又难堪。但说明健康饮食的意识已经根植在他们头脑里了，当妈妈的也有点小骄傲，在培养孩子饮食习惯的历程中我见到了阶段性的成绩。

培养孩子的饮食习惯真的像一场战争，对孩子喂养权的争夺、新旧喂养方式的斗争、外食和家庭餐桌的博弈、自己的时间和精力的较量。每一步都走的既紧张又焦虑，没有参考书也没有成功案例，简直步步惊心。我们这一代父母很纠结：一方面比上一代父母受的教育多、见识广、信息资源丰富、想法也多，特别想和上一代"随便喂养也长得挺好"的观念划清界限；另一方面却被工作压力大、生活节奏快、三代人生活在一起的复杂的家庭关系所牵绊，常常心有余而力不足，索性把喂养小朋友的权力完全交出去，但内心又充满不安和懊恼。

有些妈妈特别有热情，要给孩子做蛋糕，买了烤箱、模具、面粉，但因为要陪着写作业或上课外班，能支配的自由时间很少，买回家的原料可能只用过一次，甚至直接打入冷宫从未动过。还有一些妈妈想要给孩子做点不一样菜，一进厨房就受挫了，厨房是父母的地盘，早已成为她们不熟悉的样子，自己看啥都不顺眼，很快就放弃了。即使是厨艺很好的妈妈，也会面临孩子不喜欢不接受的挫败感，谁能保证孩子一定捧你的场。难怪要有食育这门系统学科，喂养孩子不只是烹饪、营养这么简单，饮食文化、家庭关系、儿童心理、时间管理等都可能涉及。

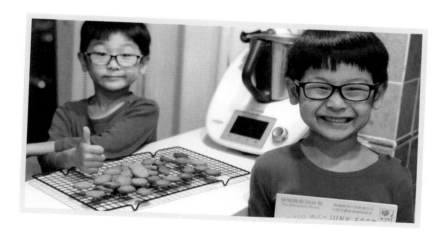

婴幼儿期孩子的饮食完全由家人决定，孩子的饮食习惯建立在父母的喂养选择上。学龄前的儿童进入幼儿园开始，他们除了模仿家人，还可以模仿老师和同学。上小学之后他们的饮食喜好基本形成，但也不是完全不能改变的。饮食习惯是可以塑造的，也是可以打破重塑的，只是重塑难度可能更大一些。

我怀孕之前用业余时间学习营养师课程，我记得老师说无论你是否从事营养方面的工作，学习和关注营养学都会为你和家人带来益处，尤其是孩子。因为早早种下了这颗种子，当身为人母后心里的种子生长发芽了，我想把自己学习积累的知识运用起来，不知不觉中就围绕家庭餐桌展开了一场为期几年的家庭食育课。这课程没有教学大纲，没有课本，没有考试，但有一个核心思想——用我的健康饮食方式影响孩子，培养他们择食的能力，从而成为健康食者。兄弟俩确实表现出许多我所期盼的饮食习惯，例如不喝饮料，不能忍受带汽的水，不吃薯片及其他油炸零食，爱吃蔬菜水果，一日三餐按时吃饭且饭量稳定，对食物充满热情，愿意尝试没吃过的食物。

晨曦兄弟对于食物也有了除味道以外更多的理解，有一次姥姥帮他们切芒果，把芒果肉用勺子挖出来，他们看看说不是这样的，应该像妈妈那样切。我切芒果的方法是贴着果核把芒果肉切两半，用刀在果肉上横纵割出正方形再贴着果皮把果肉切下来。芒果肉成一个个方块状，放在他们喜欢的碗中，他俩自己选不同的水果又吃得很满意。他们喜欢喝英式红茶，加点牛奶不加糖，用特别正式的英式杯碟喝，每次还主动提醒我准备配茶的点心。

少吃低营养零食多吃健康食品，他们的童年并未缺少乐趣，他们也有零食时间，干果是代替膨化食品的好选择，腰果、巴旦木、核桃、开心果、碧根果可以混合起来，加上葡萄干、蔓越莓干制成每日干果。酸奶用全脂牛奶自制，一小袋益生菌、1升牛奶放在酸奶机中8个小时就凝固得特别完美。我家的酸奶机还是当年买的温奶器，一机多用，价格好像只有几十元钱。自制酸奶没放糖，吃的时候切点水果，放些果酱或蜂蜜，撒一把麦片或者混合干果，比超市卖的酸奶低糖高营养。香蕉和淡奶油打成糊状，放进冰棍模具中自己冻冰棒。这些简单的小零食制作起来根本不需要考验厨艺，也很省时间，用它们代替超市的袋装零食，美味之外还能保护孩子的味蕾。

★学食育知识
★看烹饪视频
★查儿童食谱
★玩转吃货圈
⊞微信扫码

✤ 收获的喜悦 ✤

我们一家4口喜欢周末去爬山，爬山归来要在路上找个农家院吃饭，可能因为累了，吃农家的土鸡蛋、炸香椿芽儿、铁锅炖鱼，总是那么香，米饭比在家多吃一倍。有些农家院还有自己的果园、菜园，可以供采摘。北京的冬天是草莓成熟的季节，昌平的草莓园又多又好，晨曦最爱吃草莓，也最爱采摘草莓。去过很多草莓园，园主种植草莓的方式不同，有的种在地上，弯腰采草莓。有的用无土栽培的方法，把草莓架高种植，采摘起来省事多了。我自己觉得还是土地里长出来的更好吃，这也和品种有关，不同类型的草莓适合不同的栽培方式。

采摘是孩子特别喜欢的项目，每个季节可以采摘的果实都不同。春天仍然可以采摘草莓，草莓的季节一般能持续到5月份。草莓园养了兔子，草莓叶子可以喂兔子、喂羊。摘草莓最好用剪刀剪，不会伤到小苗，有的草莓有手掌心那么大，味道甜且果香十足。现摘的草莓都是熟透的，汁水丰润，拿回家要马上吃。晚上回家可以做草莓冰沙，榨草莓汁，吃个痛快。草莓园还有盆栽草莓，上面已经长出好多小草莓，放在家可观赏，等草莓红了也能吃。草莓园有一块地方种菜，是院子主人自己留着吃的，有芹菜、白萝卜。我们被允许拔萝卜，白萝卜真难拔啊，揪住萝卜缨子使劲往外拔，萝卜纹丝不动。突然想到小时候总给晨曦唱的一首儿歌："拔萝卜、拔萝卜，嘿呦嘿呦拔不动……"兄弟俩一起拔，带着黑泥的萝卜露出泥土，还有一根断成两半，我们仨也是满手泥巴，但这种收获的喜悦很强烈地留在孩子的记忆里。

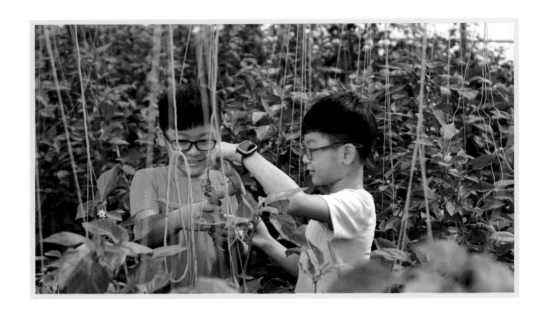

夏季蔬菜瓜果就多了，晨曦兄弟俩跟着我去参加美食节目的直播和节目录制。走进南城一个特别大的蔬菜基地，大棚里的蔬菜水果真多啊，茄子、番茄、青椒、黄瓜、西瓜。采摘的过程中学到了很多东西，比如大棚里有好几个品种的番茄，有红的、黄的、绿的。你别以为绿色的是没熟的番茄，其实它本身就是这个颜色，咬一口还特甜，这个品种有个好玩的名字叫"贼不偷"，不懂行的贼都嫌弃它，但它最好吃。我们一边摘一边吃，连茄子都能生吃！要是在家里，晨曦肯定不会吃生茄子，他们对大棚里现摘的茄子感兴趣，带着一些怀疑咬了一口，哎，竟然有甜味！大棚里的菜是蜜蜂授粉、物理防虫，是国家认证的无公害菜，孩子们亲身感受了现代高科技农业的先进。

刚采摘下来的蔬菜味道和市面上买的不同，黄瓜脆酥多汁，清香气十足。我们跟着大厨学做辣味蓑衣黄瓜，切好的黄瓜拎起来呈薄薄的黄瓜片连成一串，非常漂亮。用盐把黄瓜腌一刻钟，再调个辣味汁一拌，清爽解暑又下饭的小菜就做好了。

现摘的茄子用老北京的方法做茄子卤，最后加的一大把蒜末，让整个茄子卤香气扑鼻，令人欲罢不能。晨曦还说不饿不想吃面，尝了一口就停不下来，最后一人吃了两碗茄子打卤面。

✤ 自由选择食物，尊重孩子的喜好 ✤

~~~~~~~~~

有天晚上我赶稿子没吃晚饭，弟弟子曦早早写完作业让我陪他下楼跳绳，我们在初冬的夜晚玩了一会儿，肚里无食的我开始又冷又饿。突然很想吃一大碗蔬菜，我和子曦说："陪妈妈去吃一碗麻辣烫吧！"他当然同意，高兴地跟我一起去，因为他从来没吃过麻辣烫。作为一个营养师妈妈，吃麻辣烫是极其不得已的选择，家附近有一家可以做完全不辣的麻辣烫，有时特别忙特别想吃菜会买一碗解馋，但从来没带孩子吃过。

小店不大，干干净净的。我们拉开门一进屋眼镜就都被热气盖住了，摘下眼镜打量店铺里，人不多，三三两两地散坐着。我问他想吃点什么，子曦正在减肥中，他自觉自发地减肥。他比哥哥能吃，尤其爱主食，疫情期间在家待着不运动，体重一下子就长上来了，比哥哥重了10多千克。可能因为我平时总说营养啊、健身啊，子曦突然下定决心减肥。阿姨们劝他长身体不要减肥，他回复得很清楚："我不是想瘦，只是想把肚子减一减，这样鼓出来不好看。"哥哥子晨肚子平平的，隐约能看到腹肌，弟弟以前也这样，现在准是发自内心地想成为更好的自己。主食说少吃就少吃，有天晚餐看他吃了一块葱油饼，把放饼的盘子推得离自己远远的，真就没拿第二块。一个8岁的孩子能有这种控制力，我还是挺开心的。

麻辣烫的食物都摆在冷藏柜里，自选式的。我每次吃都只选蔬菜，外加几个鹌鹑蛋、藕片、海带、茼蒿、木耳、笋尖、香菜、豆皮，总共选了近10种食物。子曦说他可以吃一点鱼丸，我给他选了两种，每种2块。汤选了不辣的骨汤，自己放了一点麻酱小料，淋上些麻椒油，不怎么吃辣的人却偏爱麻味儿。子曦自己盛了一点麻酱，他问鱼丸、鱼豆腐是不是热量高不适宜减肥啊，我说："是啊，自己做的鱼丸鱼肉含量高营养价值高，店里卖的为了降低成本肯定品质一般，都是淀粉。"子曦把食指放到嘴前，提醒我不要说了。他小声跟我说，这里还有人在吃饭，你这样说不合适，他们听到会不高兴的。我马上闭嘴，发现孩子说得非常有道理，坐在店里点评什么好什么不好，确实不合适。

我常有意无意地和晨曦说起食物的营养，在家他们基本都能听，至少在表面上愿意接纳我的意见。随着他们长大，我说得也越来越少，因为孩子们懂的多了，要尊重他们的选择。就像子曦自发的减肥，以及他适时地制止我说教的行为，说明他自己的判断力和控制力都在提高，妈妈则需要多行动少言语，留出空间让孩子自己选择。

食物的喜好是一件特别主观的事，不同地域、不同家庭、不同体质都会影响一个人对食物的偏好。一个从小没见过鱼虾的人，将来有两种可能，一种是因为没见过格外青睐，一种是因为没见过完全接受不了。我是第一种，我爸妈则是第二种。所以选择吃什么是一件很复杂的事情，跟心理、生理都有关系。我有一个朋友父母都是医生，从小管她很严，不让她吃任何零食。后来她上大学后终于摆脱了父母的管控，开始报复性地吃零食，就是在弥补小时候未满足的食欲。结果把自己吃成一个大胖子，还身体虚弱。我不知道她父母会如何想，换作是我肯定懊恼不已。父母管多了也可能会有副作用。

孩子小的时候要多引导他们。一家人的饮食方式都在一日三餐中，你还可以做主的时候千万别放弃这个权力。等他们长大了，妈妈说教的话要变得越来越少，很多时候哪怕如鲠在喉也得憋着，给孩子们机会让他们找到自己的择食方式。一个人一辈子爱吃什么不是固定不变的，随着阅历丰富、知识增长、对世界的认知变化，我们的饮食喜好也会变化。对食物的需要也在你身体不同阶段有不同需求，妈妈们怀宝宝的时候口味可能会有改变，等生完孩子有的还可能会恢复到以往。饮食的选择不可以强加于人，对孩子更是如此。

晨曦爸爸近几年选择吃素，这是他自己的生活方式和人生态度，我们全家人表示尊重和理解。晨曦爸爸从没有把自己的选择强加给孩子们，当他看到晨曦吃羊肉时还骄傲地说："你俩这点就不像你爸，我小时候要看到这么一碗羊肉一定会吃得连汤都不剩呢！"

✤

分享食单：鲜食鱼虾

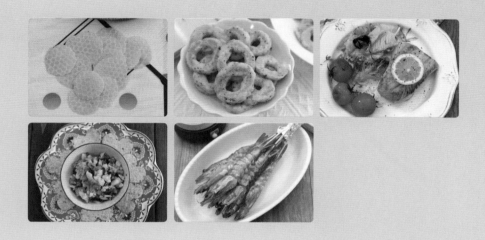

自制薄脆虾片　　　　蔬菜鱼肉圈圈　　　　柠香三文鱼

北极虾番茄莎莎　　　　盐烤大虾

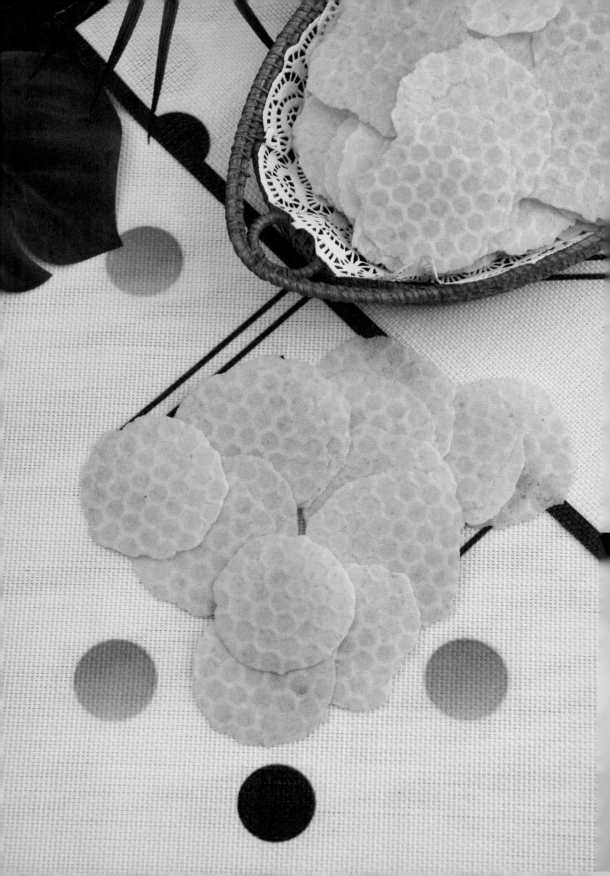

自制薄脆虾片 ✳

北极虾 200 克

淀粉 140 克

食用油 35 克

食育
TIPS

第一次制作鲜虾片我很激动，酥脆鲜美口感完胜膨化食品。孩子们喜欢吃，我也放心让他们吃，唯一不足的是制作太慢，供不上孩子们吃的速度。市面上有卖类似的鲜虾片，但价格很高，大约几百元1千克，我也能理解。另外，食谱里的北极虾肉也可以换成鲜虾肉。

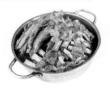

做法

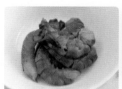

❶ 北极虾解冻剥去虾皮，取出虾肉和虾籽

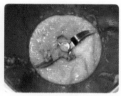

❷ 北极虾肉和虾籽中加入140 克水倒入料理机，打成虾泥

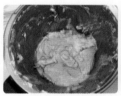

❸ 虾泥中加入淀粉和食用油，再用料理机打成均匀的虾肉糊

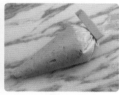

❹ 虾肉糊装进裱花袋中，收口扎紧，裱花袋前段剪个小口

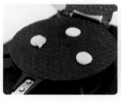

❺ 烧热蛋卷模具，挤上虾肉糊

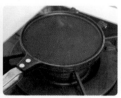

❻ 盖上模具迅速翻面，反复翻面，烤到虾片扁平酥脆

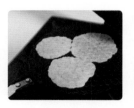

❼ 虾片做好放凉，特别酥脆

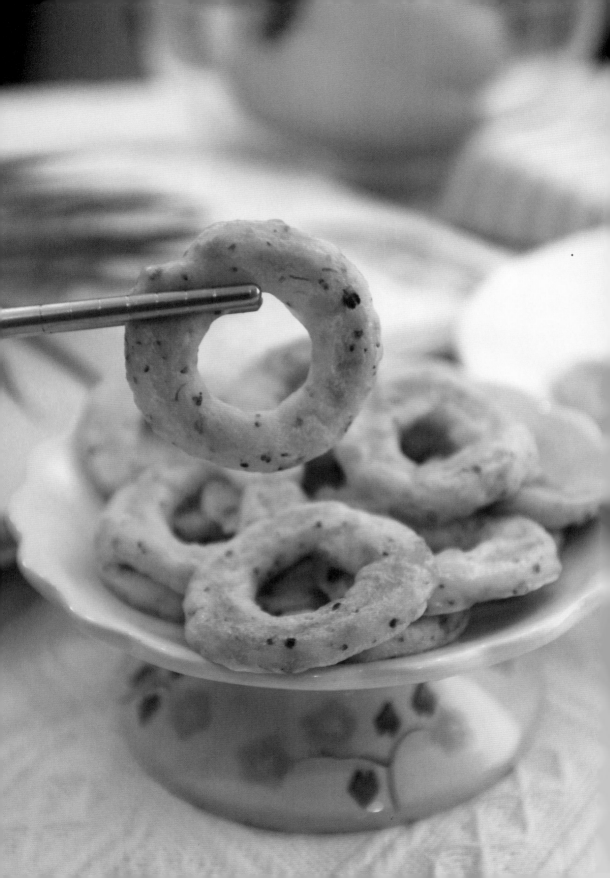

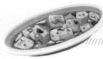

蔬菜鱼肉圈圈

做法

食材

巴沙鱼肉 100 克

蛋清 1 个（30 克）

西蓝花 10 克

胡萝卜 10 克

玉米淀粉适量

料酒、油、盐各适量

葱、姜各适量

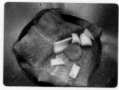
① 巴沙鱼提前解冻，用葱、姜、料酒腌制 20 分钟

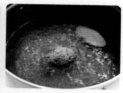
② 西蓝花、胡萝卜洗净，焯水

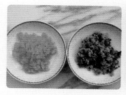
③ 焯好的蔬菜切成细细的蔬菜末

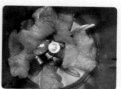
④ 鱼肉放入料理机，加入蛋清打成鱼肉泥

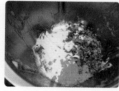
⑤ 鱼肉泥中加入蔬菜末和玉米淀粉

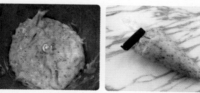
⑥ 调成均匀细腻的糊糊
⑦ 把鱼泥糊放入裱花袋中，袋子剪个小口

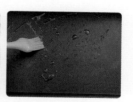
⑧ 平底锅烧热，刷一层油

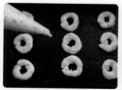
⑨ 把鱼泥呈圆圈形挤入平底锅中

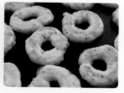
⑩ 小火煎到两面金黄即可

食育 TIPS

　　鱼肉圈是非常好吃的儿童辅食，鱼肉里加了蔬菜做成可爱的圈圈，年龄小的宝宝可以用它来练习抓取食物，圈圈是很适合抓取的造型。同理也可以做虾肉圈圈或鸡肉圈圈。

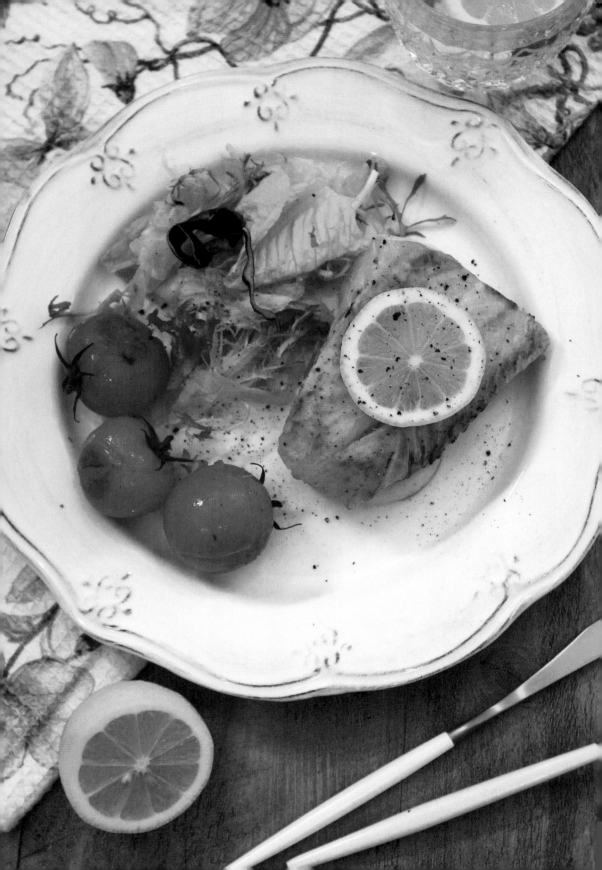

柠檬三文鱼 *

食材

三文鱼 200 克

柠檬半个

盐 2 克

黑胡椒碎适量

橄榄油 20 克

小番茄 50 克

食育 TIPS

三文鱼是无须太多调味的食材，自然的油脂香气和大块肉的口感超赞。因为味道鲜美、营养价值高，从孩子添加辅食开始就是妈妈们热衷的食材。我很喜欢做煎三文鱼，鱼本身有大量油脂，煎的时候也可以不放油，调味仅需要盐和黑胡椒。这道柠香三文鱼增加了果香和酸度，令鱼肉更清爽。色彩鲜艳的鱼肉也为餐桌增添了一抹亮色，在三文鱼上撒点细细的柠檬皮也未尝不可。

做法

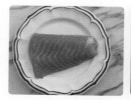
❶ 冷冻三文鱼要提前取出解冻

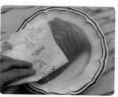
❷ 解冻后的三文鱼用水轻轻冲洗，然后用厨房纸巾吸干表面的水分

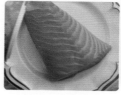
❸ 用盐涂抹三文鱼的两面

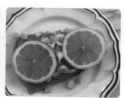
❹ 柠檬切片、切丁，铺在三文鱼表面

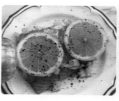
❺ 撒上黑胡椒碎，腌制 20 分钟

❻ 煎锅烧热加入橄榄油，放入三文鱼块，煎到两面金黄

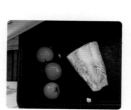
❼ 旁边再煎一些小番茄做配菜，装盘即可。还可加入可生食蔬菜和柠檬片摆盘

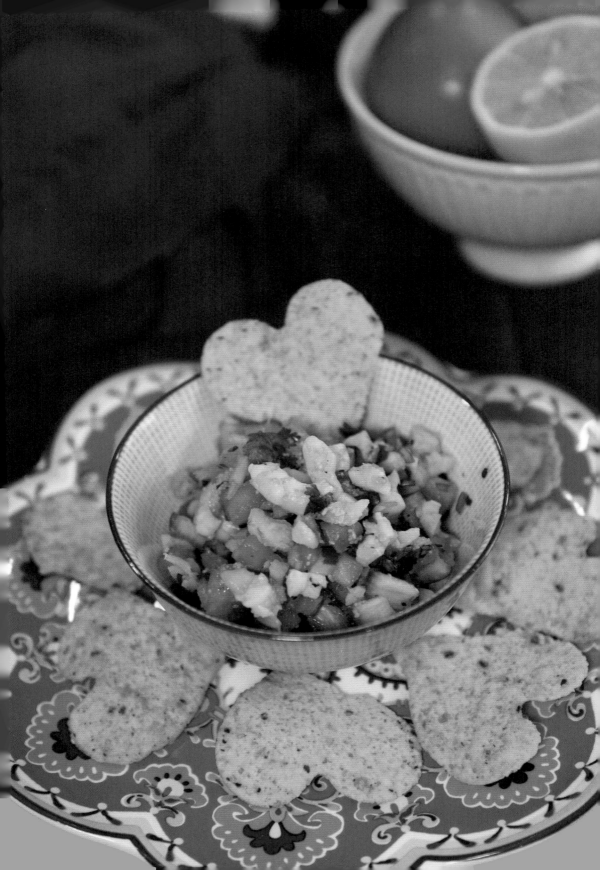

北极虾番茄莎莎 *

北极虾 100 克　香菜 10 克

番茄 1 ~ 2 个　盐 2 克

洋葱 1/2 个　橄榄油 10 克

柠檬 1/4 个　黑胡椒粉适量

小米椒 2 个

蒜 2 瓣

食育 TIPS

这是一款零失败率的异国美味，可以当开胃菜也可以是餐后小吃。番茄莎莎是墨西哥小吃，我加了北极虾肉，营养更丰富，荤素搭配，酸辣鲜香。给孩子吃的话，分出一份不放小米椒即可，搭配玉米片可以解馋又能摄入更多营养。

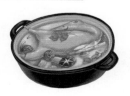

做法

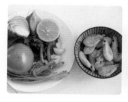

❶ 北极虾提前解冻，蔬菜洗净并沥干水分

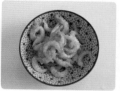

❷ 解冻好的北极虾去壳取虾肉

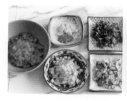

❸ 北极虾肉切丁。小米椒和蒜切碎、番茄切成小丁、洋葱切成丁、香菜取香菜叶切成沫

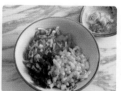

❹ 把番茄、洋葱、香菜、虾肉倒入大碗中

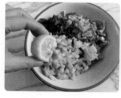

❺ 加蒜末、小米椒，挤上柠檬汁，倒入橄榄油，加盐调味

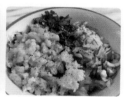

❻ 最后撒入一些黑胡椒粉

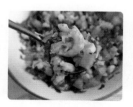

❼ 将所有食材搅拌均匀就可以了，可搭配玉米片一起吃

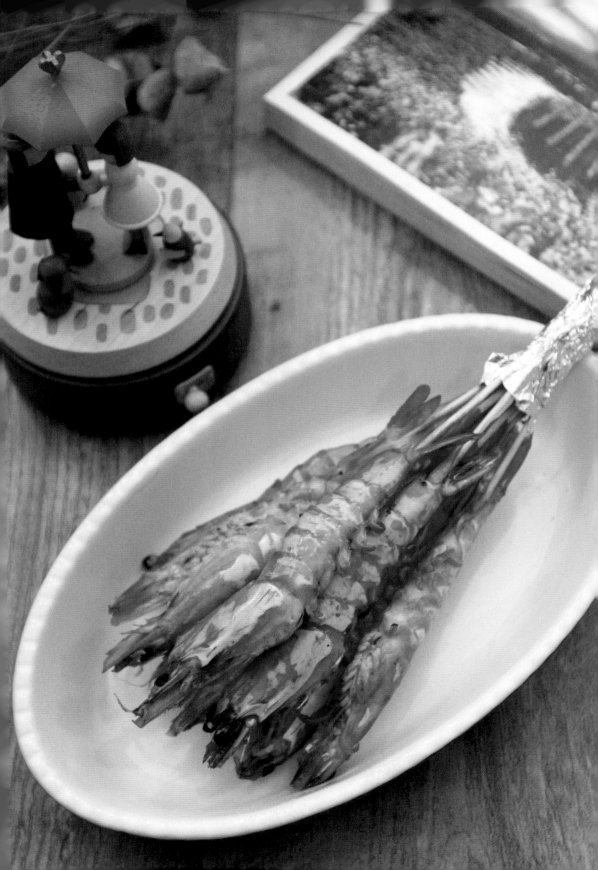

盐烤大虾

食材

黑虎虾 20 只

橄榄油 20 克

生抽 10 克

料酒 15 克

海盐 3 克

黑胡椒碎少许

食育 TIPS

　　鱼虾富含优质蛋白，还有宝贵的 DHA 和 EPA 不饱和脂肪酸，对孩子智力发育十分有益。串在签子上的盐烤大虾方便孩子抓握，让他们学着自己剥虾皮，有了对食物的掌控能让他们吃得更香。

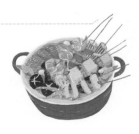

做法

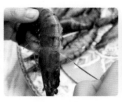

❶ 黑虎虾解冻后清洗干净，剪去虾须、虾脚和虾枪，剪开虾背去掉泥肠

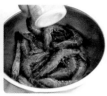

❷ 处理好的虾放入大碗中，加料酒、黑胡椒碎、生抽腌制 2 小时

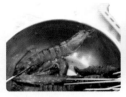

❸ 竹签用热水消毒，将虾串起来

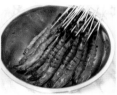

❹ 花点时间把所有的虾都串好

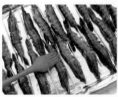

❺ 烤盘上刷一层橄榄油，把虾串放上去，虾也刷一层橄榄油

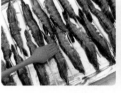

❻ 在虾上撒一层海盐

❼ 烤箱预热 200℃，烤 15 分钟

❽ 烤好的虾壳红白相间，很是诱人

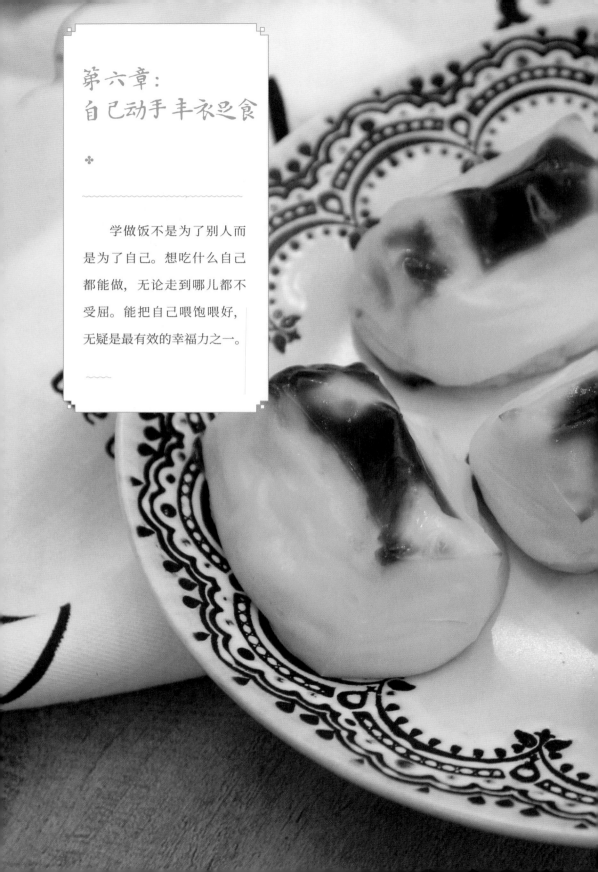

第六章：
自己动手 丰衣足食

❖

学做饭不是为了别人而是为了自己。想吃什么自己都能做，无论走到哪儿都不受屈。能把自己喂饱喂好，无疑是最有效的幸福力之一。

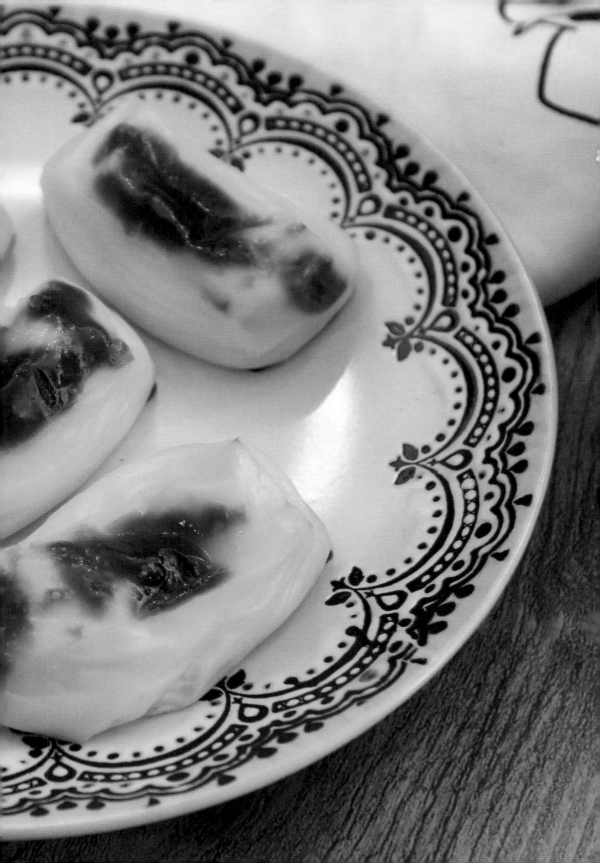

❖ 爱吃的东西自己学着做 ❖

养一对双胞胎被问的最多的问题是："这俩孩子性格一样吗？"请看这一幕：弟弟早上 6 点起床给我们做早餐。煎鸡蛋，蛋一定要用圆形煎盘，单面煎，蛋黄要是可以流动的状态。他做三明治，蔬菜、奶酪、火腿片按顺序码放，切成三角形。为了能做早餐，他自己定闹钟，起床一气呵成绝对不磨叽，他对做饭充满兴趣。而哥哥却对下厨毫无兴趣。

哥俩平时干什么都爱争抢，送他俩上学谁先下车都有要争抢一番，协商制定规则，一人一天靠右坐，右边的人先下车。但学做饭这事儿哥哥不争，弟弟和奶奶一起拉面条时哥哥可以泰然自若地读书，完全不好奇不参与。如果说弟弟爱做饭是被妈妈影响的，那怎么没影响到哥哥？同一个家庭环境中，孩子的不同性格让他们有不同的选择。

现在二胎妈妈越来越多，同样养大的孩子差别有时很大。双胞胎也一样，一起长大却迥然不同的个性让我对教育的影响力表示怀疑。不是怀疑教育的有效性，而是认为家庭教育的方法具有不可复制性。同样的方式对待不同的孩子，反馈和效果可能完全相反。我琢磨家庭教育还是要以爱为基础，以影响为主，至于什么时候有效，效果如何，就只能耐心等待了。当妈需要放宽心，把家里的生活操持妥当，保持良好的亲子关系，没有什么问题是一顿饭不能解决的。如果有，那就多吃几顿。坐在家里温馨舒服的餐桌前，吃着美味又好看的食物，内心的安全感、幸福感会油然而生。在幸福和满足面前，所有的问题都可以被忽略。就像哥哥不喜欢做饭这件事，换个角度想，哥哥觉得兄弟俩关系好，以后有弟弟给他做饭一样可以吃得很好。我对他们的影响是，饭要好好吃，日子要好好过，他俩长大对待生活不对付，我就满意了。

朋友说她姥姥曾语重心长地告诉她："学做饭不是为了别人，而是为了自己，你想吃什么自己能做，不受屈！"这想法放在当年绝对超前，以前做饭是生存手段，自己买菜做饭经济合适，家家都自己做。过去外出就餐、叫外卖是少有的事。朋友家的老人能看出糊口之外更深的意义，我由衷地佩服。现如今不会做饭完全没问题，你想吃什么都能买到，价格可能比自己做还便宜，但食材和口味就不能要求了。自己做饭的意义和从前也不一样，它成为一种更好生活的表达。

弟弟子曦跟奶奶学做拉面，拉面要先切条再一根一根拉细，放进锅里煮。每次吃拉面，奶奶总是一个人站在锅前忙活，煮好的面要马上吃，不然就坨了，全家人没法一起坐下来吃面。子曦跟奶奶学拉面，开始拉得粗细不一，后来渐渐拉得快速又均匀，能为家人做一碗面条还是很有成就感的。饭后子曦跟我说："妈妈，站在那里拉面条真累啊，我脚后跟都酸了，你说奶奶每次做饭多不容易。"以前总说要体谅家人的辛苦，晨曦完全没感受，顺着他的喜好让他学做饭，竟然触动了孩子的内心。

对于哥哥子晨，就着重培养他买菜吧。有一次学校活动，给了他们一人 30 元代币，可以购买同学带的东西，也可以把自己带的东西卖掉换钱。弟弟把所有的钱花了带回来一个风筝，哥哥带回一大堆东西，还剩 30 元，这财商的基础比我好啊。别小看购买食材这件事，要统筹分析，根据资金预算综合考虑，这也是一门学问啊。

其实生活无小事，看似平常，但都是要花心思的，教孩子学做饭对妈妈也是一种磨炼和挑战。一开始孩子肯定做不好，还很危险。妈妈要保持耐心和镇静，根据孩子的年纪教他们不同的内容。比如孩子两三岁时有意识让他帮忙拿东西，把不危险的勺子、铲子、番茄递给妈妈；四五岁时可以淘米洗菜，剥葱剥蒜；六七岁就能用刀切菜了，但妈妈一定做好保护工作，盯着他。终于，孩子可以做出食物了，但妈妈的工作还没有结束。你得允许他做得不好吃，你得打扫被搞得乱七八糟的厨房，你得强颜欢笑假装吃得很香，还得鼓励他再接再厉吧……

就是在这样一回生二回熟的练习中，孩子的厨艺才能变得越来越好，做的东西越来越好，亲子关系也更融洽。有一天他俩自告奋勇地说："妈妈，你歇着，我给你做饭吃。"想想这些，我更坚定了帮他俩学烹饪的目标。嗯，去给晨曦买个专用围裙吧！

✤ 节日的餐桌 ✤

～～～～～

厨房的餐椅被晨曦摔坏了，木头椅背裂了一个大口子，用手一推就摇晃着。我心疼不已，这是刚买的新椅子。晨曦小的时候，餐桌前只放了 4 把椅子，留出两头的位置放儿童餐椅。他俩大了能自己坐椅子吃饭，我又找同品牌补了两把成人餐椅。结果用了不到一个月就被他俩摔裂了。我想把椅子扔了再买新的，但公婆舍不得，他们节省惯了，我若不假思索地扔椅子他俩准生气。我正琢磨如何处理呢，却发现椅背裂缝处被公婆缠了一圈又一圈的透明胶带。在欧式雕刻花朵上凹凸不平、参差不齐地裹着包快递用的透明胶带，坐下吃饭感觉浑身不舒服。

卫生间的窗户有点漏风，冬天刮大风的时候冷飕飕的，我琢磨买些密封条粘在里面，还没等选好尺寸，这个问题又被公婆解决了。有一天我惊奇地发现窗户上贴了一种淡绿色的泡沫条，原来是晨曦小时候我买的防撞条，没用完剩了很多。公婆用透明胶把防撞条粘在白色的窗户框上，鼓鼓囊囊的，窗框和瓷砖上贴的都是透明胶。好像他们能用透明胶带处理一切。

我寻思怎么和他们沟通这件事，既不伤害老人的用心，还能解决影响美观的问题。特别理解老一辈人的习惯，他们因为年轻时物质匮乏，对物品有极端的不舍，也因为日子苦没条件讲求生活审美。现在虽然生活条件好了，但习惯和观念却很难一下子转变过来。老人特别看不上年轻人把钱花在无实际用途的物品上，觉得东西能对付着用就行，干什么花钱再买。比如家里碗筷不缺，你总买新的，就被认为是乱花钱。再比如餐桌上放餐垫，你认为是漂亮有气氛，他们可能觉得碍事又难处理。如今生活方式有了很大的改变，过去很少提及的审美观念开始影响生活和工作。对于孩子们未来的审美的重要性更高，缺乏对美好的感受和创造可能就会缺乏竞争力，也难以让自己的生活变得更好。

在孩子的成长过程中，审美的培养往往就藏在家庭生活的细节中。和老人一起生活也不要放弃传递审美意识，就算父母接受起来有点困难，也要用行动慢慢影响他们。可以抓住一些关键时机增加他们的认同感，比如节日餐桌就是很好的沟通场景，不用语言说教，而是用食物或物品传递对美好生活的感受。

平常家里做饭还是公婆做得多，我忙于工作往往只能顾上早餐或周末的三餐。我准备了一套纯白色的餐具让他们日常使用，这样餐桌就能整整齐齐的。而我做饭的话就会换换口味，拿出只有我用的餐具让餐桌变个样子。一年中有很多节日我会接管厨房，为他们做一顿与众不同的饭菜。比如有点麻烦但很好看的菜，或者西式料理。再翻出好看的餐垫，平日不用的异形盘子，放个花瓶插两朵花（虽然他们觉得有点碍事），这种仪式感还是会让每个人都高兴起来。

春节是一年中最重要的节日，年夜饭也是家庭最重要的一餐。我家年夜饭都是我来做，提前一个月就开始构思。菜品的颜值是年夜饭的重点，一定要和平时不一样。比如一道凉拌黄瓜，我用削皮刀把黄瓜削成薄片卷起来，再淋上调味汁。调味汁里放一些红黄彩椒碎，这样一盘造型独特、颜色亮丽的凉菜就做好了。这样的菜不适合日常做，不如拍黄瓜省事儿，也少了一丝脆爽，但节日的餐桌就暂且少讲实用，增加美好。

节日餐桌上，我还喜欢一道三色蒸蛋，是用三种不同的蛋做成的，分别是鸡蛋、皮蛋、咸鸭蛋。先把蛋黄、蛋清分开，蛋清里放上切块的皮蛋和咸鸭蛋先蒸，蛋清凝固后再倒入蛋黄液。蒸好的三色蛋切片，底层是黄色的，上面是皮蛋、蛋清和鸭蛋黄形成的自然图案，像点心一样精致。

还有年夜饭必备八宝饭，我坚持自己煮红豆馅，自制的红豆馅才是八宝饭的灵魂，上面的果干和干果一粒粒认真摆放，颜值可是这一餐的重点。就算炒个香菇油菜，也要把油菜一棵一棵摆成圆圈，中间放上切过花刀的香菇。

有一天晚餐看到公公炒了一盘香菇油菜，竟然也一棵一棵摆起来的，放在餐桌上十分吸引人。晨曦问爷爷："今天过节吗？您做的菜太好看了！"至于坏凳子上的透明胶带，已被撕掉，婆婆买了一瓶强力胶把椅背粘住了，虽然还有一个缝隙，但我也断了扔掉它的念头。窗户上的防撞条贴了一个冬天，开春后被我撕下来了。我拎着粘满胶带的防撞条跟婆婆说："妈，您要是有一件羊绒衫破了个洞，你是花钱找人补好还是自己找块布补上呢？明年咱买点密封条把窗户封严吧。"我还给婆婆安排一个任务，让她买一件在家穿的贵衣服，就为了给自己看。美好属于自己！

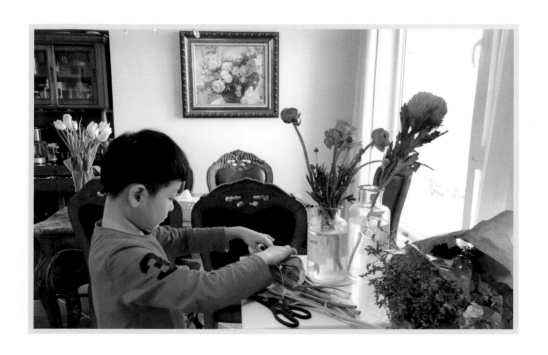

✤ 用食物表达爱 ✤

~~~~~~~

结婚前，我在家里是十指不沾阳春水的"大小姐"，做饭、洗衣、收拾屋子这些家务事全靠爸妈。妈妈手巧，会做好吃的，还会织毛衣、做衣服。小时候家里日子紧紧巴巴，妈妈工作之余帮裁缝店做衣服，赚钱贴补家用。记忆中，生活虽然不宽裕，但总被妈妈打理得井井有条，也见惯了她忙碌不停的身影。当自己成家之后，我迅速从一个"大小姐"变成巧主妇，不由自主地模仿起妈妈的样子。

我爱在厨房忙忙碌碌，有不会做的菜就打电话问妈妈，把以前在家喜欢吃的东西做给丈夫吃。二人世界是简单幸福的，被一顿顿充满爱意的饭填得满满的。

有一次我过生日，丈夫想给我一个惊喜，他请假在家准备晚餐，用一整天时间买菜做饭。他说平时都是我做饭给他吃，生日晚餐他为我做，感谢我的辛苦付出。我至今还记得那天的菜都寓意十足，清蒸鲈鱼改成清蒸武昌鱼，因为他跑了4家超市都没买到鲈鱼，蒸鱼象征着日子蒸蒸日上；东北山珍炖鸡翅是东北小鸡炖蘑菇的改良版，寓意今后如虎添翼；银耳莲子红枣羹，是祝我漂漂亮亮，今年20明年18；葱烧海参是秀恩爱的，"一日夫妻百日恩，百日夫妻似海深（海参）"。从来不下厨的先生用一顿饭把我感动得一塌糊涂，往后这么多年都是我下厨做饭，我也无怨无悔。

当厨艺稳定之后，我想去学习营养学，因为自己有医学背景，又对营养学格外感兴趣，也因为它是一个可以应用到日常生活中的实用学科。我爱做饭，一日三餐为爱烹饪，融入营养知识就能让自己和家人吃得更好！况且考虑到将来有了孩子，喂养一个健康的宝宝也需要知识储备。于是我用周末时间去读营养学。第一节课，老师就恭喜还没生孩子的姑娘们："你们选择读这门学科，无论是否从事相关工作，都会受益匪浅。当你们做了妈妈，这种优势就更明显了，营养知识能让你自己和家人受益。"

婚后，我一直和公婆同住，两位老人都是多年的糖尿病患者。他们很奇怪自己怎么得了这种富贵病。公婆一直生活得很清贫，年轻的时候和一大家子人住在一起，吃的喝的都很节省。后来自己搬出来生活也养成了仔细过日子的习惯，从来不会大吃大喝，怎么会得糖尿病呢？我和他们一起生活了一段时间后，发现公婆的饮食习惯是得糖尿病的原因。公婆是山西人，爱吃面食，菜和肉都吃得很少。他们一日三餐基本都是吃主食，精米精面进入体内转换成糖，膳食纤维摄取得少，不利于延缓葡萄糖的消化吸收，不能很好地控制血糖，这种高碳水的饮食方式日积月累成了疾病的原因。

我生完孩子后体重猛增，用 2 年时间通过饮食调整和运动成功减掉了 25 千克。公婆看到我的变化后相信饮食确实能重塑一个人。他们起初不相信饮食调整能帮助治疗糖尿病，见我状态越来越好也改变观念，开始接受我给的饮食调整建议。每餐主食减量，用玉米、红薯、粗粮代替精米精面，餐餐吃绿叶蔬菜，做菜减少盐和油。这样调整了几个月就看到血糖平稳了，之后他们的饮食方式完全改变，食量比以前小了，吃的也更丰富更健康。经过长期的调整和坚持，现在他们的空腹血糖完全正常，餐后血糖也控制在合理范围，更重要的是两位老人都瘦回了标准体重，血脂、胆固醇含量都正常。只是家里亲戚见了公婆都吃惊地问："和儿子一起过得不好吗？是不是儿媳妇对你不好，咋累得这么瘦了？"其实老两口身体比以前健康多了，他俩对我这个儿媳妇也非常满意。想起营养学老师的话，我真的学以致用，在自家餐桌上帮到了家人，用另一种方式体现了我对他们的爱。

日子匆匆忙忙，每天和家人相聚的时间多数是在饭桌上。公婆都是不善言辞、朴实善良的老人，他们把所有时间和精力都给了我们，无怨无悔地帮我们带孩子、料理家务。我对公婆的爱是发自内心的，就像对我的父母一样，但这种爱无法用语言表达。幸好有食物扮演"亲善大使"的角色，让我们在一餐一食中表达爱，了解彼此、关爱彼此。

✤ 一起做美食 ✤

市面上涌现出很多烘焙教室，而我第一次在北京看到烘焙教室是在 2006 年。我当时在三元桥上班，附近小区有个卖烘焙用品的店铺，也是一个烘焙教室。去上烘焙课的人不多，都是附近上班的姑娘，做蛋糕多是为了爱情，在男朋友生日那天或者某某纪念日送上亲手制作的甜蜜礼物。我爱上做美食也是从烘焙开始，这家烘焙店是我最初的伊甸园。

那时白天上班拼命工作，为了在钢铁森林里争得一席之地，我在职场中积累了不少焦虑和委屈。下班跑去烘焙店买面粉、奶油、罐装黑樱桃、烘焙巧克力，抱着战利品回到自己的小厨房。感觉自己是魔法少女上线了，在黑漆漆的深夜忙到双腿酸软，然后捧出一个七歪八扭的黑森林蛋糕，委屈了上面的进口黑樱桃，塌陷在打发不够硬的奶油里。但我整个人是亢奋的，觉得有个完整的作品就可以向世界展示，拍照发博客就成自娱自乐的发声方式。做美食的喜悦和分享的迫切就这样推动我向前，没想到有一天我可以放下一份稳定的工作，把对美食的爱好变成职业。

因为做美食，我认识了很多朋友，比如我的"铁磁儿"潘潘猫和咖啡鱼，3 个姑娘从单身到成为妈妈，都是因为美食而结缘的。晨曦出生不久，咖啡鱼给我打电话，说她怀孕了，是一对双胞胎。我当时的震惊和开心比知道自己怀双胞胎都强烈，她在吃我没吃完的叶酸，我说："你也怀上双胞胎不会是因为这瓶'神药'吧？"后来咖啡鱼的女儿甲乙生下来是同卵双胞胎，根本和吃叶酸没关系。但两个好朋友都生双胞胎也是相当巧合了。

朋友家的女儿对我印象深刻，她小时候和我一起做过圣诞饼干，小女孩带着独特的饼干去幼儿园受到大家的羡慕。从此只要路过我家附近就会想起我，不久前遇见她，个子长得比我都高了，因为我俩曾一起做美食，至今还觉得关系挺亲近的。和孩子一起做美食是亲子陪伴的最佳体验，烘焙教室现在的顾客也是以亲子为多，妈妈带着孩子一起烤饼干做蛋糕，打发了时间，也学了一项本事，还能收获美味的食物，一举多得。

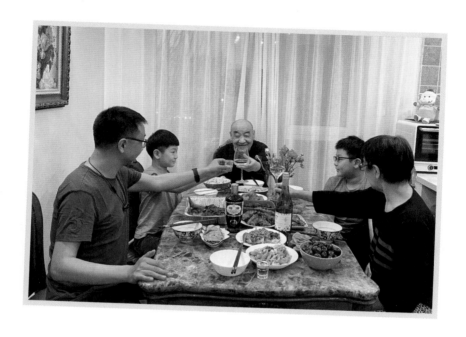

晨曦四五岁时经常和我一起做饼干，揉面团像玩橡皮泥一样开心，饼干模具有好多种类，像玩具一样可爱。就算是男孩子也不能抗拒自制食物的乐趣，但是从喜欢的程度上能看出俩人性格的差别，他们对做食物的兴趣，随年龄增长越来越不同。弟弟更喜欢动手做食物，哥哥则喜欢静静地等待，似乎不感兴趣。公婆经常做面食，面条的种类太多了，尤其像猫耳朵、莜面鱼鱼、拉面，都是一个一个搓揉出来的。弟弟子曦很喜欢帮忙，他自己能为全家人搓猫耳朵，站一个小时也不觉得累。哥哥这时正看着漫画书耐心地等待呢。同样的家庭，同样的陪伴，两个孩子的喜好是不同的。我常想家庭教育对孩子的影响是不确定的，确定的是高品质的陪伴可以加深亲子关系，也能帮你从中更了解孩子。了解之后才会理解，理解才会让他做自己，而不是做你希望他成为的那个人。

✤

分享食单：百变蛋奶

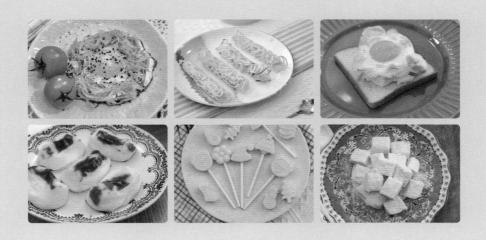

土豆丝窝蛋饼	蕾丝鸡蛋卷	云朵蛋吐司
烤牛奶	酸奶奶酪棒	椰浆奶冻

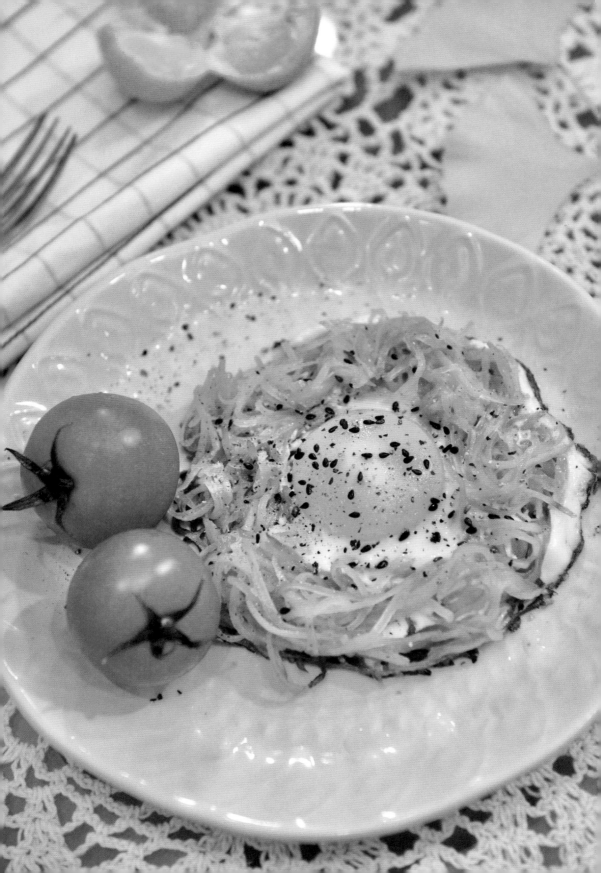

✳ 土豆丝窝蛋饼

食材

土豆 1 个、胡萝卜 1/2 个、鸡蛋 4 个、盐 3 克、油 15 克、生抽 10 克、玉米淀粉 3 克、白胡椒粉适量、黑芝麻适量

做法

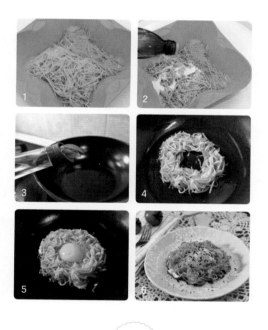

1. 土豆、胡萝卜去皮擦丝

2. 加一大勺玉米淀粉、盐、生抽和白胡椒粉，搅拌均匀

3. 锅中加底油，烧热转小火

4. 加入一些土豆丝胡萝卜丝，把中间留个空，打入一个鸡蛋

5. 小火慢慢煎，一面煎到凝固再翻面煎，两面煎熟就可以吃了，用相同的方法煎完余下 3 个

6. 撒点黑芝麻好看又好吃

食育 TIPS

土豆丝窝蛋饼特别受孩子欢迎，好看好吃还吃不胖。土豆富含淀粉，完全可以替代米面做主食，鸡蛋补充优质蛋白质，胡萝卜对视力好，再来一杯牛奶就是完美的健康早餐。

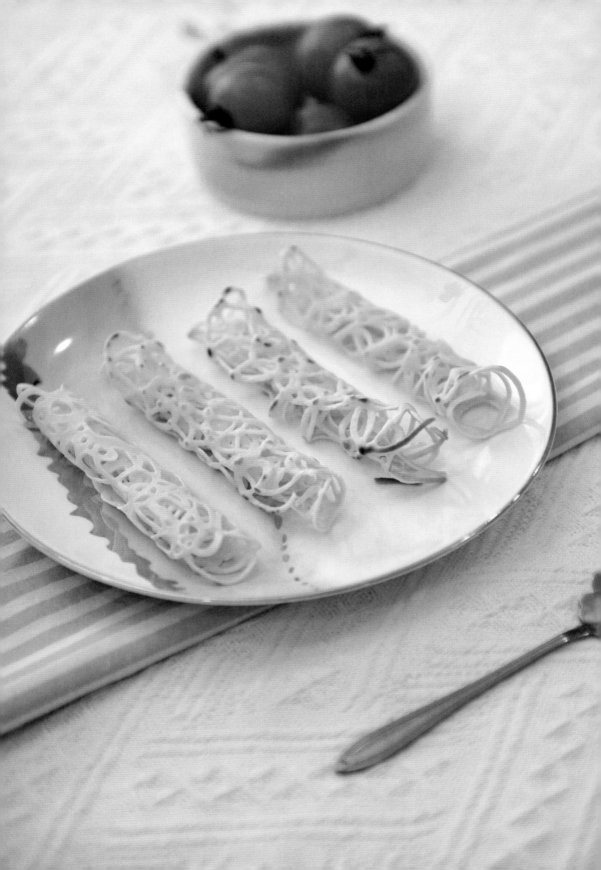

✳ 蕾丝鸡蛋卷

食材

鸡蛋 2 个、牛奶 36 克、面粉 70 克、糖 20 克

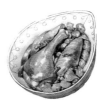

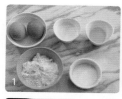
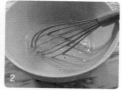
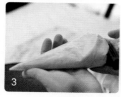
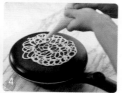
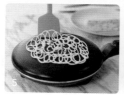
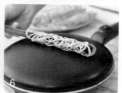

做法

1. 准备好所有材料

2. 鸡蛋打散，与其他材料一起放大碗里搅拌均匀，搅拌至面糊无颗粒，拉起可以均匀地流下

3. 把面糊装进裱花袋（如果没有裱花袋可用保鲜袋代替，但保鲜袋太软不如裱花袋好操作）

4. 预热薄饼机或者不粘锅，锅热后用转圈圈的方式挤面糊

5. 面糊上层凝固后用铲子翻个面，压一压

6. 再用筷子夹起一头迅速卷起

食育 TIPS

晨曦说这个蛋卷像漂亮的餐垫，很好奇它的做法。我让他们参与一起制作，把常见的食材做成意想不到的样子是件特别有趣的事儿。花点心思做漂亮的食物可以让孩子对吃饭有更多期待。

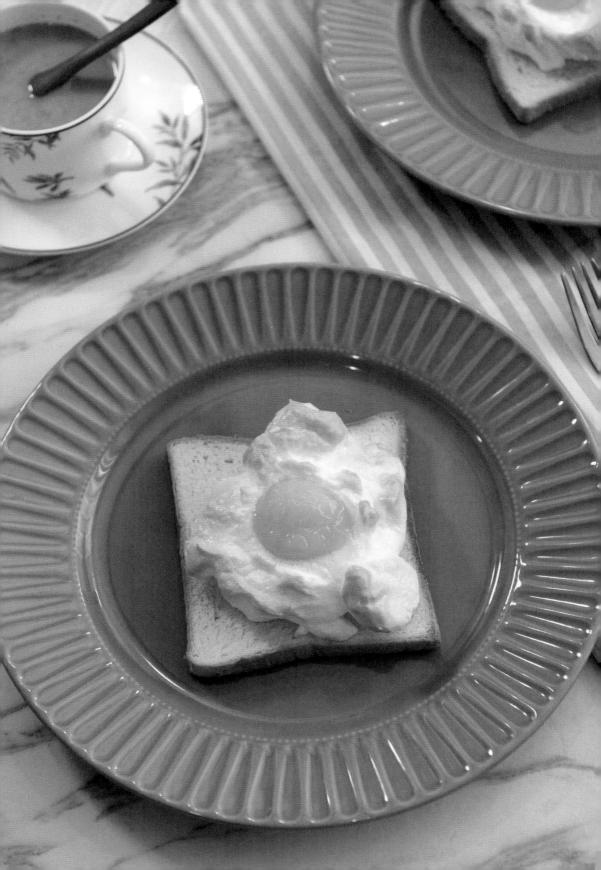

✱ 云朵蛋吐司

食材

鸡蛋 2 个、吐司面包 2 片、白糖 15 克

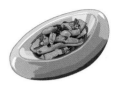

做法

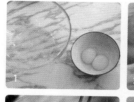
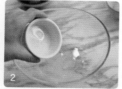
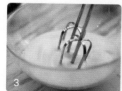
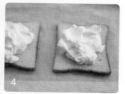
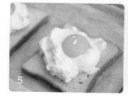
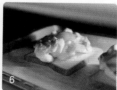

1. 鸡蛋清和鸡蛋黄分开

2. 鸡蛋清里加入白糖

3. 用打蛋器鸡蛋清打发成奶油状

4. 打好的鸡蛋清铺在吐司片上

5. 蛋黄放在打好的鸡蛋清中间

6. 烤箱预热 160 ~ 170℃，烤 15 分
   钟左右即可

食育 TIPS

　　晨曦每天早餐吃一个鸡蛋。他俩最爱吃单面太阳煎蛋，放一点低盐酱油；也爱吃羊肚菌或者海参蒸蛋羹，放香油和酱油调味；有时用煮鸡蛋切片，夹在面包里做三明治；或者做番茄蛋汤、荷包鸡蛋。鸡蛋的吃法百变，是经济又营养的食材。这个云朵蛋吐司造型很可爱，鸡蛋最好选无菌蛋。

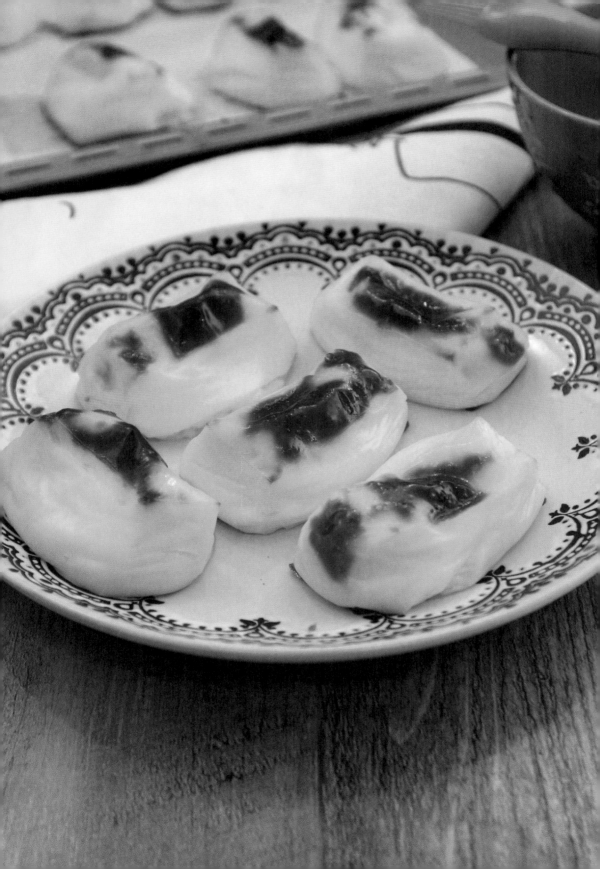

烤牛奶 ✻

牛奶 600 克

鸡蛋黄 3 个

细砂糖 25 克

玉米淀粉 60 克

芝士片 1 片

食育
TIPS

烤牛奶难怪受欢迎，这也太好吃了吧。外皮要烤焦一点，里面是柔软滑嫩的，奶香浓郁。尤其适合不爱喝牛奶或者乳糖不耐受的孩子，把液体的牛奶做成固体的甜点变相补充营养，可以解决孩子不喝奶的问题。

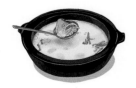

做法

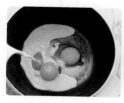
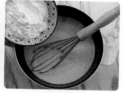

① 小锅中放入 2 个鸡蛋黄、牛奶和细砂糖，搅拌成均匀的液体

② 加入过筛的玉米淀粉，搅拌均匀

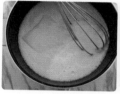
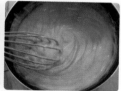

③ 开小火一边煮一边搅拌，过程中加入一片芝士片

④ 边煮边搅，煮到液体黏稠

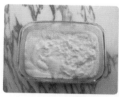
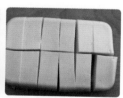

⑤ 煮好的牛奶糊倒入保鲜盒中冷藏 4 小时

⑥ 冷藏后取出，切块

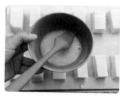
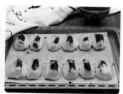

⑦ 将剩下的鸡蛋黄打散，在牛奶块上刷一层蛋黄液

⑧ 烤箱 230℃烤 15 分钟

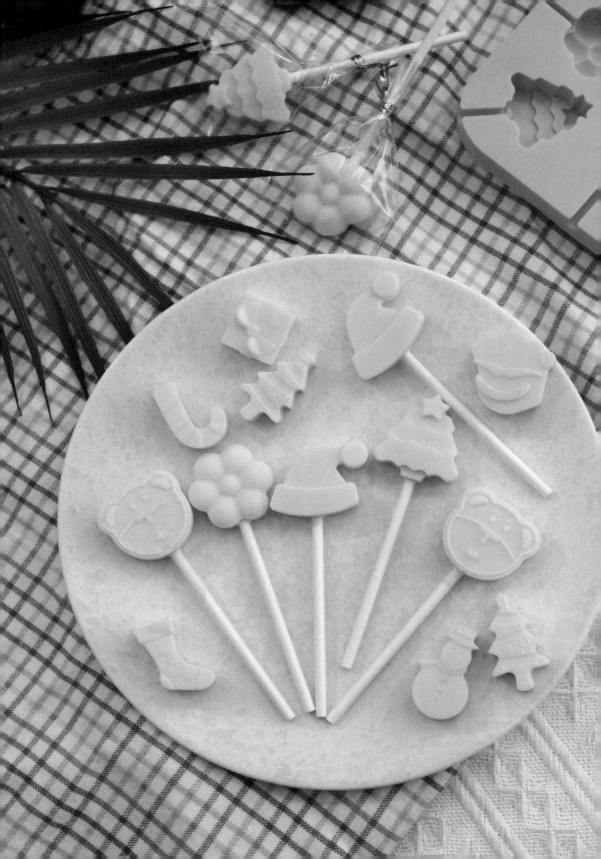

﹡ 酸奶奶酪棒

食材

可食明胶片 2 片（10 克）、酸奶 100 克、淡奶油 40 克、芝士片 3 片、
砂糖 15 克、柠檬汁少许

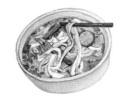

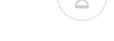做法

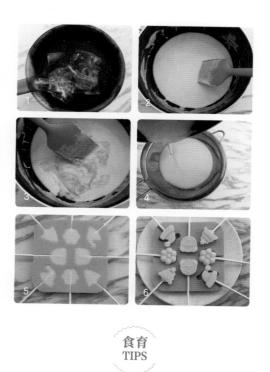

食育
TIPS

1. 可食明胶片剪碎，放入冷水中泡软

2. 除明胶外的所有食材一起放入
   小奶锅中，一边小火加热一边搅
   拌，加热到 50℃关火

3. 捞出泡软的明胶放入锅中，搅拌至
   完全融化

4. 将搅拌好的液体用筛子过滤一下

5. 过滤好的液体倒入模具中，放进冰
   箱冷藏 5 小时左右

6. 取出冷藏好的奶酪棒，脱模即可

　　超市卖的奶酪棒价格都挺高，其实自己制
作很简单。用喜欢的牛奶或酸奶，无须添加
过多的糖和调味剂，营养价值更高。

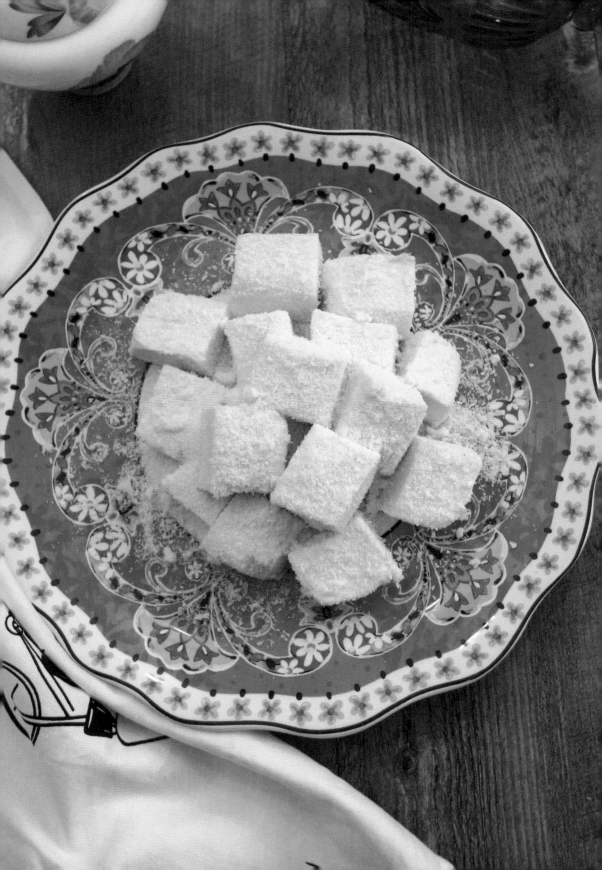

✳ 椰浆奶冻

食材

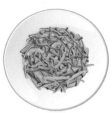

椰浆 200 毫升、牛奶 250 毫升、蜂蜜 30 毫升、可食明胶片 2 片、椰蓉适量

做法

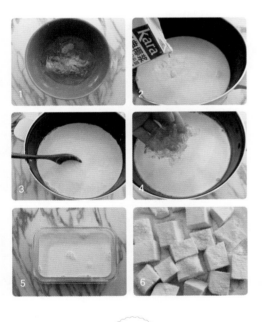

1. 可食明胶片剪碎在冷水中泡软

2. 奶锅中倒入椰浆、牛奶和蜂蜜

3. 一边加热一边搅拌

4. 液体加热到 50℃ 关火，放入泡软的明胶片

5. 把液体搅拌均匀后倒入玻璃容器中，放冰箱冷藏 4 小时以上

6. 取出凝固好的椰奶冻切成小块，然后放在椰蓉里打个滚即可

食育
TIPS

　　椰浆和牛奶都是奶白色的液体，味道香浓，椰子清新的热带风味很受小朋友喜欢。椰子汁可以直接给孩子喝，是绝好的天然饮料。但市面上销售的椰子口味饮料小孩不要多食，大多都含有添加剂。

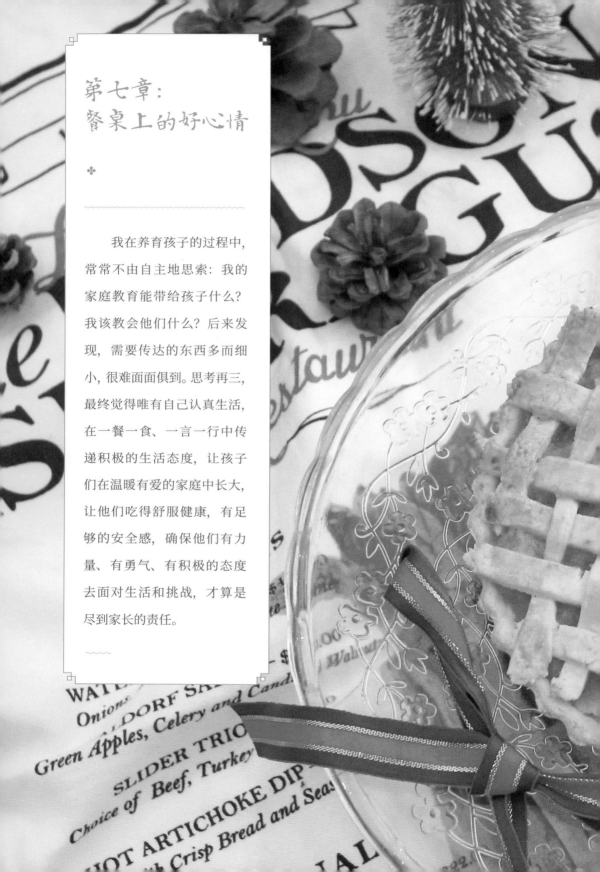

第七章：
餐桌上的好心情

❀

　　我在养育孩子的过程中，常常不由自主地思索：我的家庭教育能带给孩子什么？我该教会他们什么？后来发现，需要传达的东西多而细小，很难面面俱到。思考再三，最终觉得唯有自己认真生活，在一餐一食、一言一行中传递积极的生活态度，让孩子们在温暖有爱的家庭中长大，让他们吃得舒服健康，有足够的安全感，确保他们有力量、有勇气、有积极的态度去面对生活和挑战，才算是尽到家长的责任。

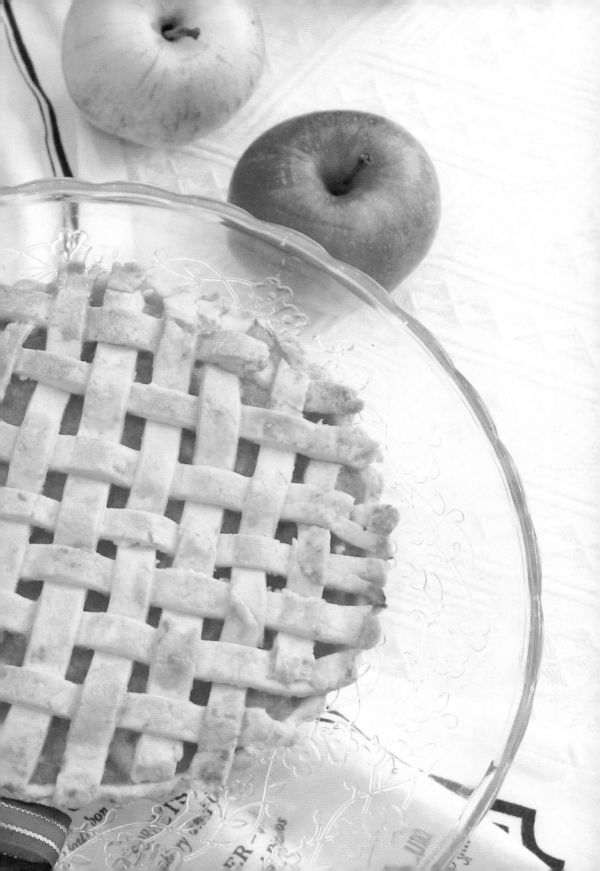

✤ 食物的色香味 ✤

～～～～

　　我会把打包回来的食物换成自己的餐具盛放，整理下造型再端上餐桌。一次性餐具尽量不上桌，感觉再好看的食物放在一次性餐盒里也会少了吸引力。记得疫情期间餐厅不能营业，我订了一家西餐厅的情人节套餐。昂贵的食材装在纸质餐盒里，显得简易又委屈。我把食物摆进餐盘，看上去好吃多了，可温度影响味道，还是没有在餐厅吃到的美味。东西好不好吃，视觉和味觉早于舌头先做判断，所以色香味俱全才是食物的最佳风味。

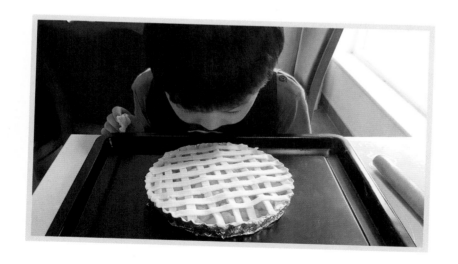

　　菜的色香味也分层次，食材本身的鲜香味最自然最高级的，添加的色香味则可能欺骗感官。以前家里做饭，鸡精、味精必备，这些年那些增鲜剂都淡出厨房了，我们停下

单纯追求滋味的脚步，开始返璞归真。其实也不是不追求滋味，而是换了一种方式。现在买食材和调味品比以前舍得花钱，油盐酱醋都挑好的买，不买打折的大桶酱油，也不买袋装的料酒。酱油买低盐的，盐买低钠不加碘的，醋还是传统的山西宁化府的，那是公婆吃了一辈子的口味。我自己做饭时会用到葡萄酒醋、黑醋，黑醋和橄榄油调在一起是晨曦最爱的面包蘸料。洋葱海盐、黑胡椒海盐、玫瑰海盐也是吃牛排时的最佳调味品。家里炒素菜只用盐调味，红烧口味的菜以前经常做，现在偶尔做。红烧鱼被清蒸鱼代替了，整只鸡最常见的吃法以前是红烧，现在是清炖。这种改变跟养育孩子有关，一开始做儿童辅食就考虑低油低盐，公婆也舍得买很贵的儿童酱油给孙子吃。后来我产后减肥吃得清淡，公婆为了我，做菜也少放盐了。每次菜端上桌都关切地问一句："菜淡了吧？"我总说"不淡啊，特别好！"公公半信半疑的样子，因为他吃肯定是淡的。老人因味蕾退化，对味道总是不敏感的，加上以前吃饭又口重，让他们爱上淡口的菜不容易。

晨曦上幼儿园那年，孩子他爸得了痛风，这又是一个改变我们饮食习惯的外力。素菜吃得多了，肉吃得少了，为了让他多吃菜，自然味道也做得淡。于是色香味在我家变换了样子，辣味、油腻、咸香都被克制了，感官开始对自然的味道感兴趣起来，连公婆也能接受淡味食物了。

晨曦自小这样吃，所以喜欢味淡的菜，对食物本身的味道很敏感，喜欢馥郁香气的食物，比如松茸、松露、桂花、奶酪、羊肚菌，这些食物无须复杂烹饪就很好吃。他俩能陪我一起吃松茸刺身，生菌子的鲜香是很考验味蕾的，那种特殊的香气是雨后林中泥土与草木混合的味道，有一丝松香。我猜常吃膨化食品的舌头很难辨别出这种美味。

有新闻说一位 25 岁的小伙子天天吃外卖，吃出严重的胰腺炎，且伴有多脏器并发症，被抢救了一个月，暴瘦 45 千克才保住性命。很多餐厅做的菜为了追求色香味俱足，还要降低成本，就靠调料把食物做得"好吃"来吸引食客。你去饭店的后厨看看，炒菜时用的油、调味料比我们自己做饭放的多很多。你要是总觉得自己做饭不香，可能就是习惯了调味料的滋味。现在好餐厅都讲无添加更自然，保留和展现食物的本味才是高级的烹饪方式。

中医有个词叫"肥甘厚味"，是指油腻、甜腻、味重的食物，吃多了身体容易发胖变虚，还容易引发慢性病。我还想到一个词"下饭菜"，这类菜多是口味重比较禁得住吃、比较下饭。家里少做这样的菜，他们容易导致吃过量，也不利于保护孩子的口味。吃清淡原味的食物，大脑容易接受"我饱了"的信号，如果被人工添加的色香味绑架，就会为了滋味继续吃，过犹不及就是如此吧。

胖小孩可爱但不可取，小时候的微胖会让脂肪细胞增加，长大不容易减肥。保护好孩子的口味，他会觉得白米饭和白馒头都香喷喷的。如果孩子不爱吃饭，可能是吃的东西还没消化，不如让他空一空、饿一饿，不用拿更香的食物吸引他。

我很喜欢那种到饭点就有饿意的状态，想想要吃饭了有种期待感，而不是到了该吃饭的时候提不起兴趣，没有食欲。晨曦这点做得挺好，一说开饭就像风一样地出现了，对着餐桌上的食物认真而热情地说："好香啊！"他俩不是因为家里做的饭菜好吃才这样，对待学校中午的盒饭一样吃得香。

我说："中午学校的饭菜挺好吃的吧？"
晨曦："什么叫挺好吃的？那是太好吃了！"

晨曦自小对幼儿园、学校的伙食特别满意，几乎没有说过饭菜不好吃。学校的营养餐肯定是依照《中国居民膳食指南》的标准营养搭配的，和一般的饭菜相比是少油、少盐、少添加的。所以吃淡味食物的孩子会喜欢，而在家吃香喝辣的孩子可能就不喜欢学校的饭菜。

✣ 做个有"审美"的"挑食者" ✣

有一次坐高铁遇到两个带孩子去旅行的年轻妈妈，她们的孩子大概两三岁，4 个人要去上海坐游轮。两位妈妈衣着时尚、妆容精致，她们上车后就从高级皮包里拿出各种零食给孩子吃。膨化食品的包装打开，我坐在旁边闻到浓烈的香甜味，脑中浮现出配料表中那一大串读不懂的添加剂名称。我觉得哄孩子的食物可以有更好的选择，而不是用毫无营养、味道浓重的加工食物。

我姨妈要给她 8 个月大的外孙女买溶豆，20 克 20 元，真挺贵的。姨妈觉得这个好吃有营养，给孩子吃再贵也要买。我说这种小豆子就是鸡蛋、淀粉、奶粉、糖做的，给太小的孩子吃没必要，宝贝每天喝足量的奶，辅食吃得也不错，为什么还要给零食吃。就算想要补充营养也应该选天然食物，比如你用 20 元买 2 个牛油果，够孩子吃 4 天，摄入的蛋白质、脂肪、维生素又多又天然。

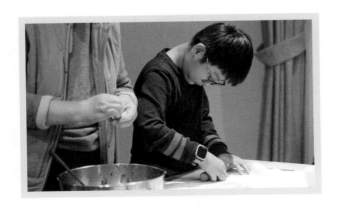

如今生活条件好了，家庭吃喝比以前花费多，对食物的选择也应该提高。为了吃得更好，更健康，咱们也得学着"挑挑食"！"挑食"是为了升级饮食方式，二三十年间，家里的餐桌有变化吗？吃的对吗？钱花得值得吗？不少家庭都是老人帮着安排三餐，老人们为了让孩子们吃得好，天天安排有滋有味的"大餐"，可是这样容易养出"小胖墩"或者"豆芽菜"。年轻父母们忙于工作，一日三餐吃什么也顾不上多想，不少家庭都有饮食结构不合理的情况。比如蔬菜吃得少、肉吃得多、主食单一、零食吃太多、饮料天天喝。

我觉得有必要给家庭餐桌升级一下，做个有态度、有审美的"挑食者"，把钱花在该花的地方，买对食材。这个升级怎么做？每个家庭的情况都不一样，我先按照自己家餐桌升级的过程做个总结，提出下面 6 点建议，希望可以帮到更多的家庭。

1. 外出吃饭，宁缺毋滥

现在点外卖太容易了，好多人不愿意做饭，经常点外卖。外卖的问题是好餐厅太贵，一般的餐馆价格合适但食材品质难保证，菜都高油高盐口味重。花点时间自己做饭还是值得的，同样的价格买食材能省不少钱。况且现在方便下厨的工具或食材特别多，有能自己做菜的多功能料理机，不用担心不会做，按着机器提示放进食材，机器自己就能把菜做好。超市或网上半成品菜也不少，在家简单烹饪就能吃。我们家偶尔会出去吃饭换换口味，因为去的频次少，我会精选品质好的餐厅，减少外食的次数，提高外食的品质。

2. 购买品质好的油盐酱醋是最经济有效的餐桌升级方式

油盐酱醋日日需，我和公婆认真聊了一次，让他们别买超市打折促销品，就挑好的、贵的买。算算一个月多花不了几个钱，饭菜品质明显提高。尤其是食用油，不要总用一个类型、一个品牌的，我家食用油换着用，山茶油、橄榄油也成为常备油品，和其他植物油搭配食用。

3. 用买零食的钱买好的水果、干果

袋装零食、膨化食品、饼干蜜饯，都是低营养的食物，味道重，刺激孩子的味蕾，

影响孩子对食物原本味道的喜爱。用这份钱多买好的时令鲜果，每个季节的水果都不少，挑好看的、新鲜的买，草莓、樱桃、牛油果、芒果、蜜瓜……这样孩子吃进肚子的都是天然营养素。干果也是好零食，腰果、核桃、杏仁、碧根果等，多买几种混合起来吃。

4. 拒绝主食老三样，认识新主食

精米、白面是你家的日常主食吗？反正我家曾经是。咱们都要认识更多健康主食，适当代替精米、白面，吃得饱吃不胖的那种！比如红薯、玉米、鹰嘴豆、荞麦、燕麦、糙米，这些都可以代替精米、白面。在家做饭或者出去吃，选主食的时候换换样，也是饱腹瘦身的好办法。

5. 白开水、茶水是最高级的饮料

饮料的糖分很高，喝进肚子会变成脂肪存储起来。孩子喝碳酸饮料会损坏牙齿，无糖饮料添加了代糖，虽然热量低了，但甜味满足了孩子的味觉，会影响他们吃正餐。最好的饮料是白开水、茶水，能帮助身体代谢，且无其他负担。吃饭时想喝一口带气的，可以买天然矿泉水、气泡水，加点柠檬、水果就是很漂亮的自制饮料了。

6. 美食美器，吃得高级

餐桌升级包括对食物、味道、餐具、环境、声音等各种角度的升级。简单的食物放进漂亮的盘子里，眼睛对美的捕获也能让味觉变美好。买些漂亮的餐具，吃饭时放着优美的音乐，即便吃得简单，仪式感也能让你满足。

You are what you eat（人如其食）！家庭餐桌的品质关系到你的生活品质、你和家人的健康、你的心情和未来，因此，升级餐桌会让你的生活变得更美好！

❖ 待客之道，先人后己 ❖

~~~~~~~~~

我弟弟一家来串门儿，带着 4 岁的开心妹妹找晨曦哥哥玩。小侄女特别可爱，爱交朋友，性格豪气，她喜欢哥哥房间的上下铺，穿着小纱裙爬上爬下玩得欢。子曦一直在旁边护着妹妹上下床，时不时抱一抱她帮个忙。子晨哥哥跑到我跟前悄悄说："妈妈，我送你的那块紫水晶呢？你还给我吧，我想给开心妹妹。"我假装不高兴："你都送我了，怎么还能要回去？"他拉着我的手哄我说："妈妈，开心不是我妹妹吗？她来做客，我想送礼物给她。"这小子情商还挺高。他要走了我的礼物，妹妹特别喜欢这块紫水晶原石，脸都笑成一朵花儿。

过几天是开心妹妹的生日，我弟弟说要在家里开个生日会，让我这个姑姑帮着准备点食物。小姑娘喜欢粉嫩可爱的食物，我做了一些玻璃糖饼干。饼干有雪花状的、星星状的，中间掏空，用水果糖烘烤融化成一个玻璃糖片，举起来隐隐透光，晶莹剔透的。又做了小熊猫饼干、黄油饼干和可可饼干，拼成小熊猫，憨态可掬。这么麻烦的饼干很少给晨曦做，烤一盘根本不够兄弟俩吃。他们看见这么好看的饼干也想吃，被奶奶制止了："这是给开心妹妹过生日的，你俩别吃。"爷爷奶奶都是屈己待人的态度，没有纵容孙子。晨曦各自捡起一块烤得不太好看的饼干，说我俩尝一口就满足了。

我觉得现在的孩子都挺大方的，也可能是情商高吧。有一次接晨曦放学，一位同学的妈妈带了两块巧克力给自己接的两个孩子。遇上我们一起走，但没巧克力给晨曦了。那两个同学同时把巧克力送给了晨曦，说家里还有一大桶呢，你们吃吧。晨曦接过巧克力道了谢，我没阻止他俩接受同学的礼物。这同我小时候受的教育还是有差别的，如果是我和晨曦爸爸小时候遇到同样的事，父母一定不会让我们要人家的东西，要别人东西可能还会挨打。以前生活条件不好，自己没有的也不能要别人的，生怕还不起。现在虽然也不能纵容孩子养成要别人东西的习惯，但这种分享和礼尚往来也是社交必要的一部分，不能按过去的要求对待孩子。我问晨曦怎么看待同学自己不吃，却将巧克力送给了你们，你真觉得他们是吃腻了不想吃吗？当然不是，同学是把你们放在"客人"的位置，懂得待客之道，先人后己。你拿了别人的礼物心里要明白，懂得感恩和回赠，以后遇到类似的事也要先考虑他人。

现在家里来客人的机会不多，可能没有演练待客之道的条件，但不仅仅是在作客时，日常交往中礼让之心也应常在。

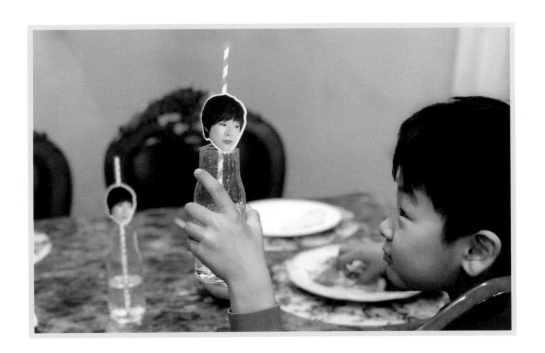

✤ 分享美食的喜悦 ✤

~~~~~~~~~

总有人问我，兄弟俩为什么上学不在一个班。我说，因为在一起不好管理呗！除非你向学校特别申请，否则双胞胎一般都会分在两个班。如果在一起，老师和同学会分不清，他俩也容易调皮捣蛋。东北话叫"赛脸"，就是你看我，我看你，有人壮胆更不听话。他俩上早教班时才1岁多，互动课一起上，老师就得多操心，经常一个开心地跑圈，另一个也跟着跑，带动全班小伙伴一起疯跑。后来老师忍不住找我谈，说把他俩分开上课吧，刚好那是我们最后一节早教课，我想早教机构肯定松了一口气。从那之后，他们的幼儿园、英语班都分开上了。

小学每天下午3点半放学，我接上俩娃，左手拉一个，右手牵一个。他俩在我耳边不停地喊："妈妈、妈妈、妈妈……"抢着跟我分享班级的事儿。让谁停下来先听对方的都不乐意，于是就各讲各的，吵得我脑仁疼。男孩子声音洪亮，他俩在一起比1000只鸭子还吵。路上看到同学就激动地大声打招呼，两个班的同学都认识他们俩，分在两个班的好处是认识了更多朋友。

有一天放学，哥哥先下课，和我一起等弟弟。过来一个阿姨跟我打招呼，她是弟弟班上一位女同学的奶奶。奶奶说你儿子真好，那么爱跟你聊天，我每天看他俩出来就跟你说个不停。我尴尬地说他俩是有点话痨。奶奶说孩子爱跟你聊天多好啊，说明你们的亲子关系好。孩子有事就和你说，这样有了问题能及时解决。奶奶的话真是提醒了我，虽他俩顽皮淘气，但愿意和父母分享还真是一个优点呢。

双胞胎一起长大可能更容易培养分享的习惯，但我回想他俩的成长中我并未刻意去强调分享。可能两个孩子天天面对这个问题，我们就见招拆招自然化解了。小孩在 3 岁前根本不懂你的我的，他觉得眼睛看到的都是自己的。他俩有个阶段互抢安抚奶嘴，自己嘴里明明叼着一个，但看到对方嘴里有一个就要抢过来，再把自己的吐掉含上对方的。一次又一次，乐此不疲。那时孩子太小还没有"我的"意识，别人嘴上的奶嘴儿和它嘴里有奶嘴儿关联不上，看到了就还要。

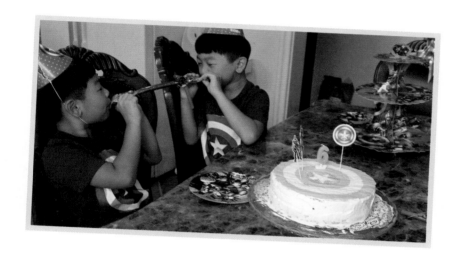

晨曦上幼儿园以后再吃东西时就知道交换了，他们会用自己的食物和对方互换。有一次两人吃冰淇淋，一人选了一种口味。哥哥用勺子挖了一口冰淇淋主动送给弟弟："弟弟，你尝一口我的吧。"弟弟扭头吃了一口。哥哥马上接着说："弟弟我能吃一口你的吗？"弟弟："什么？"哥哥："我能尝尝你的冰淇淋吗？"弟弟有点不情愿，但刚吃了哥哥的也不好拒绝，于是挖了一小口送到哥哥嘴边。哥哥嘴巴刚沾一下他就拿回来了。哥哥有点不是滋味，但多少也是尝到了，接下来两人就各吃各的不再分享。

要想培养孩子的分享习惯，从分享食物开始可能比较容易。你看国外虽然是分餐制，菜单上有一类标为"Share"的食物，量大可以一起吃。法国南部的美食很注重家庭文化，圣诞节要做 13 种饼干和亲朋好友分享。

古今中外都爱分享美食，正确的分享方式能带来快乐，快乐是促使孩子继续分享的动力。所以千万别用要食物的方式逗孩子，说给妈妈吃一口吧，然后他递过来你摇摇头说："宝宝真乖，妈妈不吃。"孩子从中没得到分享的鼓励和快乐，以后你真跟他要还不给了。我有个朋友家的孩子上小学了，妈妈吃了一口她的面包，她就气得大哭大闹。如果家里就一个孩子更要注意吃的顺序和分享的培养，让长辈先吃，把好吃的留给家人尝尝。我知道家里可以不缺这些，但这样做是刻意避免孩子养成吃独食的习惯。你让他用分享食物来获得你的鼓励和微笑，这比让孩子多吃几口重要得多。

晨曦兄弟俩虽然也打打闹闹，吵架闹矛盾，但很惦记对方，有好吃的一定给对方留一点，倒水的时候想着给对方倒一杯。在家庭中，习惯分享可以增进彼此的感情，爱分享的孩子更容易快乐，能交到更多朋友。

周末中午晨曦挨个催大家上桌吃饭，说一家人吃团圆饭最开心了。他俩忙着给爷爷奶奶夹菜，给爸爸倒酒，提议大家举杯庆祝。他俩每人夹了一块肉给我："妈妈，你有两个儿子给你夹菜，幸福吧？你多吃点"我说："是要多吃点，要不你俩气我的时候顶不住啊。还有，冰箱里只剩一个冰淇淋了，待会儿谁也别跟我抢，那是我的。"

★学食育知识
★看烹饪视频
★查儿童食谱
★玩转吃货圈
微信扫码

❁

分享食单：甜美时光

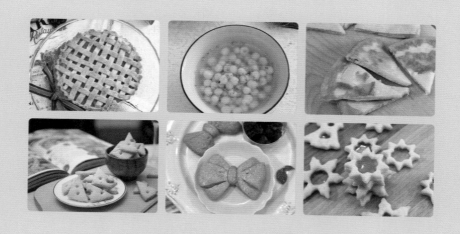

| 肉桂苹果派 | 桂花鸡头米糖水 | 烤年糕 |
| 大孔奶酪饼干 | 粉红蝴蝶结面包 | 玻璃糖饼干 |

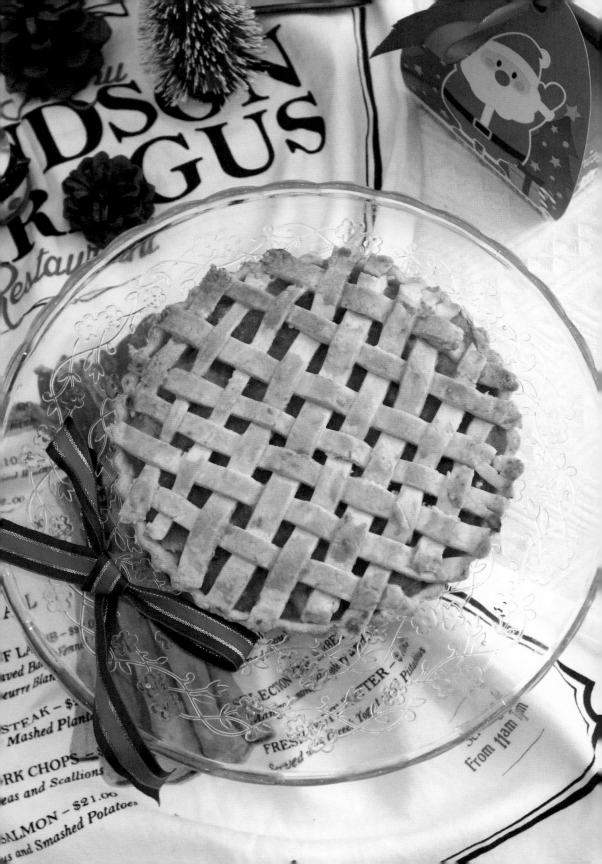

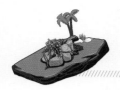

肉桂苹果派

做法

派皮

低筋面粉 200 克
黄油 85 克
细砂糖 15 克
鸡蛋 1 个

苹果馅

中等苹果 2 个
黄油 10 克
细砂糖 30 克
盐 1 克
肉桂粉适量
柠檬适量

❶ 苹果洗净去皮切小块

❷ 锅中放入 10 克黄油、30 克细砂糖、盐、苹果块，小火不停翻炒

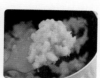

❸ 炒到苹果变软成苹果酱

❹ 出锅前挤入柠檬汁

❺ 再加入肉桂粉，肉桂粉的多少根据自己喜好调整

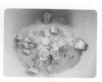

❻ 85 克黄油放在室温软化切成小丁，倒入低筋面粉和 15 克细砂糖

❼ 用手不断揉搓黄油和面粉，直到搓匀，搓好的面粉有点像玉米面的样子

❽ 在面粉里加入半个打散的鸡蛋和 10 毫升水，揉成面团

❾ 水不要一次都加进去，少量加调整面团的软硬度

❿ 面团松弛 15 分钟，取一半面擀成薄片

⓫ 派皮放入派盘中，用叉子扎眼，以防烤的时候鼓起来

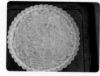
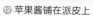

⓬ 苹果酱铺在派皮上

⓭ 剩余的面团擀成薄片切成条

⓮ 交替排列，盖在苹果酱上

⓯ 表面刷上剩下的蛋液

⓰ 放入预热好的烤箱，180℃烤 25 ~ 30 分钟

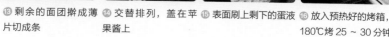

食育 TIPS

苹果虽然营养丰富，但晨曦却不喜欢，不过他们超爱苹果派。煮过的苹果变得柔软，肉桂的香气激发了果香，烘烤时就散发着迷人的味道。1 个 8 寸的苹果派，兄弟俩能吃掉一大半。其实爱或不爱是有条件的，不给孩子的喜好打标签，尽力引导和重建他们对食物的判断。

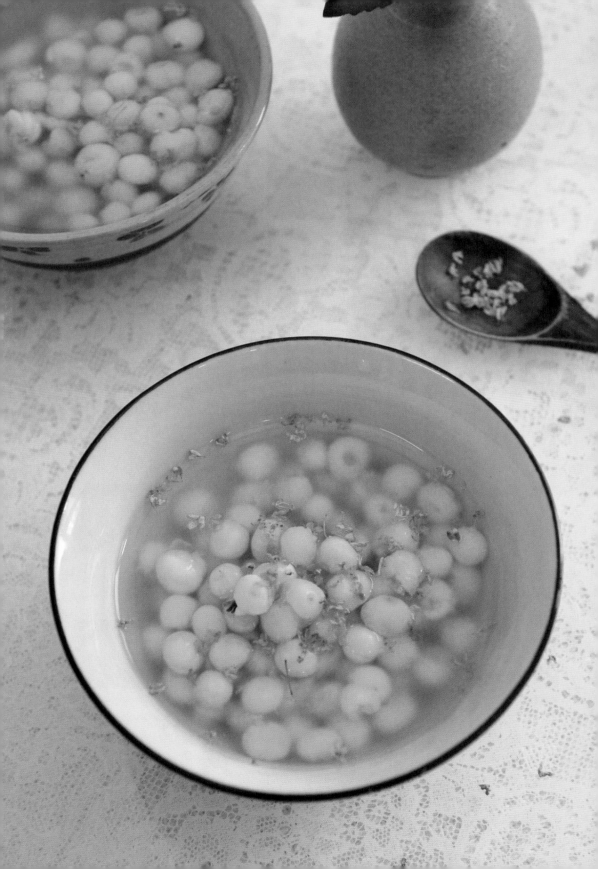

✳ 桂花鸡头米糖水

食材

鸡头米 200 克、冰糖 20 克、纯净水 500 毫升、干桂花少许

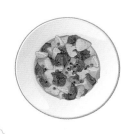

做法

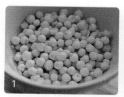 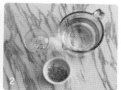
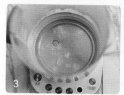 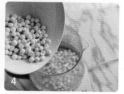
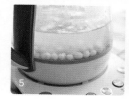 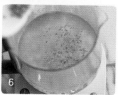

1. 鸡头米提前解冻，冲洗干净

2. 纯净水、冰糖、桂花备好，水和糖的比例可根据口味自己调整

3. 把冰糖放入水中煮到完全融化

4. 倒入鸡头米再煮 1~2 分钟

5. 鸡头米煮久就没有筋道的口感了，有人说煮 30 秒就好，但我一般会煮 1 ~ 2 分钟，毕竟是冷冻过的鸡头米，而不是在产地现剥的

6. 吃的时候在上面撒一点干桂花就好了

食育 TIPS

　　冷冻的鸡头米装在小袋子里，快递到家还冻得硬邦邦的。晨曦一见这东西就眉开眼笑了："妈妈，快点给我煮一碗鸡头米糖水吧！"他俩竟然还记得这食材，很多北方孩子可能没见过鲜鸡头米，而干鸡头米通常叫芡实，已经没有 Q 弹软糯的口感了。现在物流发达了，想吃不属于自己地域的食材也不难，家庭餐桌要新颖和开放，这也是给孩子打开眼界的方法。

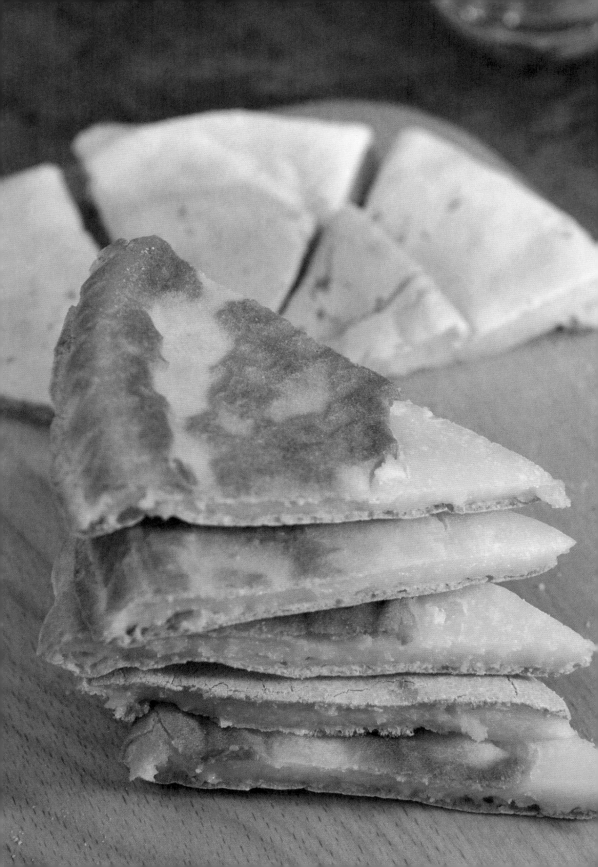

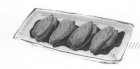

烤年糕

食材

糯米粉 150 克

牛奶 135 克

白糖 30 克

山茶油 30 克

鸡蛋 1 个

做法

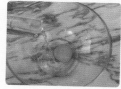 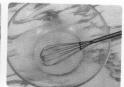

① 碗中打入鸡蛋，倒入山茶
油或其他植物油

② 用打蛋器搅拌均匀

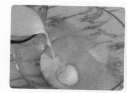 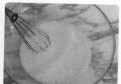

③ 加白糖和牛奶，顺序不分
先后

④ 继续搅拌成均匀的液体

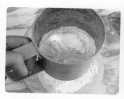 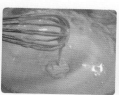 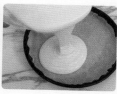 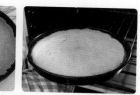

⑤ 筛入糯米粉，搅拌均匀

⑥ 拌好的面糊特别黏稠，拉
起面糊缓缓流下

⑦ 取一个 8 寸比萨盘，垫上
一层油纸，倒入糯米糊再震
荡一下，让糯米糊厚度均匀

⑧ 烤箱 190℃ 预热，烤
30 ~ 35 分钟

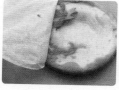

⑨ 年糕鼓起来了，倒扣出来
鼓包就没了，切块吃

食育 TIPS

烤年糕是简单又好吃还不会失败的点心。
作为哄孩子的入门烘焙食谱，烤年糕值得被
推荐，口感软糯 Q 弹，皮拥有一咬就掉渣的
酥脆风味。为了让它自然健康，我没加泡打粉，
事实证明，泡打粉确实是可以省略的。

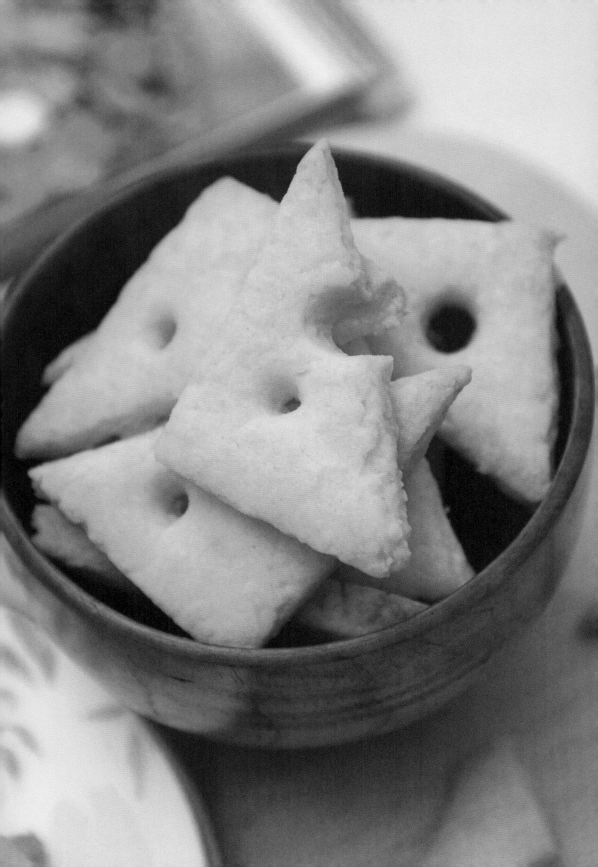

大孔奶酪饼干

大孔奶酪 150 克

黄油 105 克

低筋面粉 200 克

白砂糖 60 克

盐 3 克

 食育 TIPS

这款咸口的饼干很好吃，咸甜和奶香让饼干回味丰富。奶酪是特别健康的食物，丰富的蛋白质能让身体变得强壮。特别提醒，给孩子吃奶酪要买原生奶酪，而不是添加了糖和调味剂的再制奶酪。原生奶酪是咸的哦，一天吃30 克就够了。

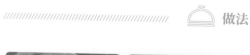 做法

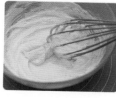
❶ 黄油常温软化，加白砂糖和盐，用打蛋器搅打到均匀蓬松，颜色变白

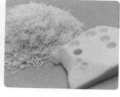
❷ 将大孔奶酪用刨丝器擦成细丝

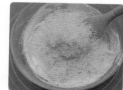
❸ 奶酪丝和黄油一起拌匀

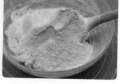
❹ 筛入面粉

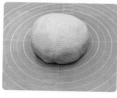
❺ 用刮刀或手和成光滑的面团（用手更容易和面哦）

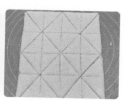
❻ 面团擀成厚度 5 毫米左右的大片，把边缘修成长方形，再切成小的三角形

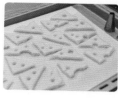
❼ 类似用裱花嘴的圆口在饼干上压出类似奶酪的大孔形状

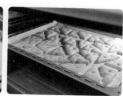
❽ 烤箱预热，上层 170℃，下层 160℃，烤 20 分钟

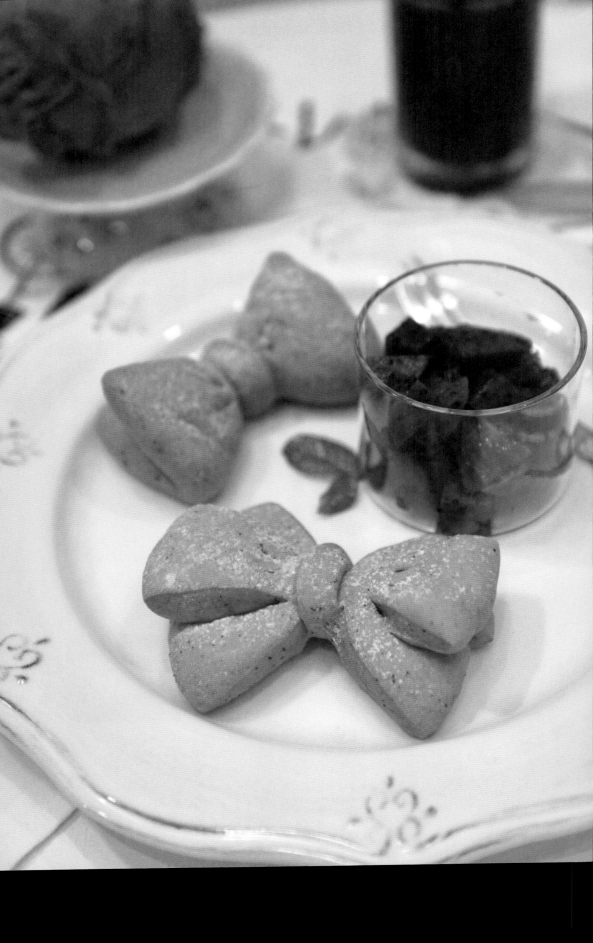

粉红蝴蝶结面包

食材

鸡蛋1个
（约55克）

红心火龙果肉
150克

水40克

白砂糖30克

奶粉20克

高筋面粉400克

酵母5克

盐3克

黄油25克

做法

❶ 红心火龙果剥皮取果肉
150克，切成块

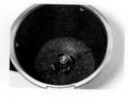

❷ 放入料理机中加水，高速
打成汁

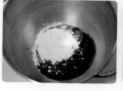

❸ 厨师机中放入火龙果汁和
除了黄油之外的其他食材，
先用低速拌匀面团，开中速
揉3～5分钟

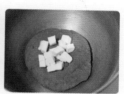

❹ 面团中加入黄油，再用厨
师机揉8～10分钟，揪一
小块面团，轻轻撑开能拉出
薄膜最好

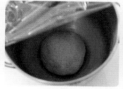

❺ 揉好的面团盖上保鲜膜
进行第1次发酵，大约需要
1～1.5小时

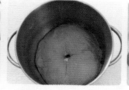

❻ 发酵好的面团是原来的2
倍大

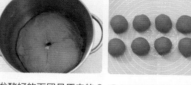

❼ 面团排气揉圆，分割成每
个45克的小面团，盖上保
鲜膜静置10分钟

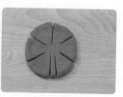

❽ 取一个小面团按扁，略微
擀平，如图所示整形成蝴蝶
结形状

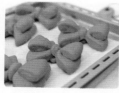

❾ 蝴蝶结面包放在烤盘里，
入烤箱二次发酵到1倍大，
大约30～40分钟

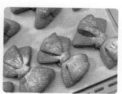

❿ 发酵后撒白面粉，用小刀
割出蝴蝶结褶皱的样子。烤
箱提前预热，165℃，烤18
分钟。为了保证颜色亮丽，
可以全程盖着锡纸

食育 TIPS

红心火龙果中有大量的花青素，它比白色
的略甜，含有植物少有的植物蛋白。孩子都
喜欢颜色亮丽的食物，善用植物染色剂可以
让餐桌变美丽。菠菜、紫薯、胡萝卜、甜菜
头都是很好的植物染色剂。

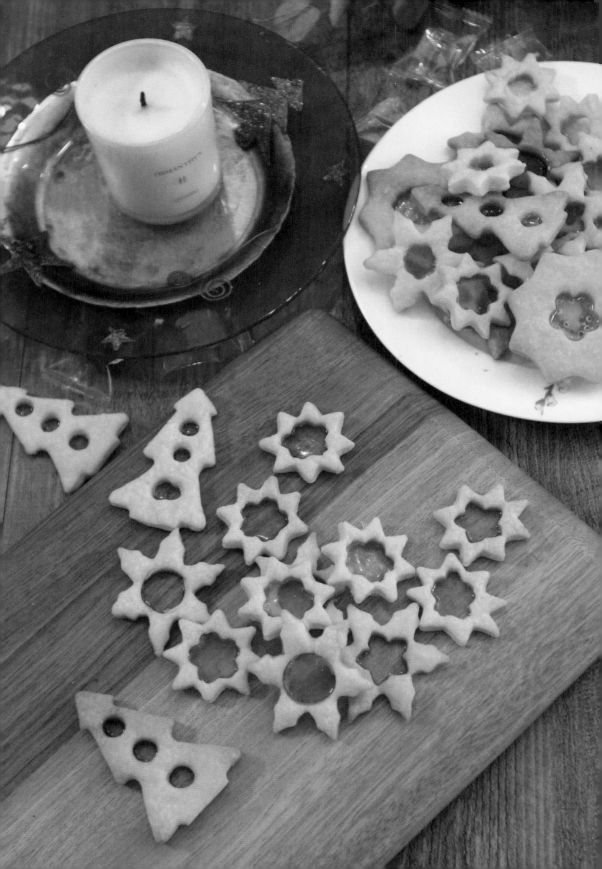

玻璃糖饼干

做法

食材

黄油 50 克

糖粉 40

淡奶油 80 克

低筋面粉 160 克

糖果 5 块

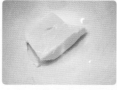

❶ 黄油提前软化，淡奶油放
置到室温中

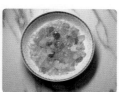

❷ 水果糖装进厚保鲜袋，用
擀面杖敲碎

❸ 软化的黄油中加入糖粉，
用打蛋器搅打均匀

❹ 再打开电动打蛋器，把黄
油充分搅打，颜色发白为好

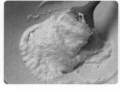

❺ 加入淡奶油，用刮刀压拌
成均匀的糊状

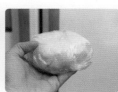

❻ 加入过筛的低筋面粉，和
成面团。面团包上保鲜膜，
入冰箱冷藏 30 分钟

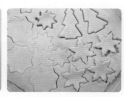

❼ 取出冷藏好的面团擀成
0.5 厘米厚的面皮，用模具
压出饼干形状

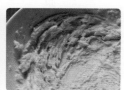

❽ 再用小模具让饼干中间 镂空

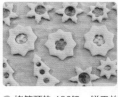

❾ 烤箱预热 180℃，饼干放
入中层烤 10 分钟，取出饼
干往中间放碎糖果

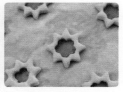

❿ 入烤箱再烤 5 分钟，取出
放凉即可

食育 TIPS

食物是用来吃的，也可以用来满足童心。
食物可以表达美好，带着想象力和趣味性
打动人心，内心的满足比嘴巴的满足更重
要。用漂亮的玻璃糖饼干庆祝节日或者送
给小伙伴，和大家一起分享美好的食物，
比独享更快乐。

食育，给予孩子一生的幸福力

健康的饮食行为可以让孩子受益一生

营养师妈妈的食育经验&美味灵感

★ 家庭食育怎么做？ ★

【学食育知识】让孩子不做"小胖墩"也不做"豆芽菜"

★ 如何营造和谐的餐桌氛围？ ★

【看视频讲座】传递幸福的力量

★ 餐桌灵感哪里来？ ★

【查儿童食谱】花式告别挑食烦恼

厨艺进阶-逛世间食记

搜索菜谱，浏览丰富菜系

玩吃货圈，交流烹饪经验

还可分享一日三餐，聆听美食趣谈

更有其他同类好书帮你拓展美食知识

快微信扫码，让智能阅读向导

陪你细品书中百味

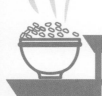